TU VIAJE DE

SANACIÓN

PSICODÉLICA

DRA. CARMEN AMEZCUA

TU VIAJE DE
SANACIÓN
PSICODÉLICA

Cómo la psilocibina, ketamina, ayahuasca y otras sustancias están transformando el tratamiento de la ansiedad, la depresión y el trauma

Planeta

© 2025, Carmen Amezcua

Diseño de interiores: Mariana Castro
Diseño de portada: Planeta Arte & Diseño / Erik Pérez Carcaño
Ilustración de portada: © Getty Images
Fotografía de la autora: © Teddy Williams
Coordinación editorial: Romina Pons

Primera edición impresa en México: julio de 2025
ISBN: 978-607-39-2966-0

Impreso en los talleres de Litográfica Ingramex, S.A. de C.V.
Centeno núm. 162-1, colonia Granjas Esmeralda, Ciudad de México
Impreso y hecho en México - *Printed and made in Mexico*

A Jerónimo, mi hijo amado, cuya existencia me ha enseñado más sobre el amor, la presencia y el coraje que cualquier libro o maestro.

A mi madre, raíz generosa, guía silenciosa y sostén incondicional.

A mi familia, quienes me recuerdan con su amor que pertenezco, incluso cuando dudo de mí.

A mis pacientes, compañeros valientes de camino, cuyas historias han nutrido mi alma y me han permitido comprender la sanación desde su verdad más profunda.

A mis amigas, amigos, hermanas y hermanos de vida, y al amor de mi vida, por estar cuando más los he necesitado y por creer en mí incluso cuando no puedo.

A los abuelos y abuelas sabias, a los hombres y mujeres medicina de todos los rincones del mundo, quienes han resguardado con dignidad, humildad y amor las ceremonias, las plantas, los cantos, y la medicina del espíritu. Gracias por abrir el sendero con cada rezo, cada fuego, cada silencio.

Y al Gran Espíritu —ese misterio que todo lo une— por sostenerme en los momentos de oscuridad, por inspirarme a escribir con el alma, y por recordarme que no estoy sola.

Este libro es por ustedes.

Y gracias a ustedes, fue posible.

DOCTORA CARMEN AMEZCUA

ÍNDICE

LA PSIQUIATRA QUE ENTENDIÓ LOS PSICODÉLICOS

Mi encuentro con las plantas de poder 17

    Jerónimo 17

    La planta mágica 20

    El lenguaje de las plantas 24

    La nueva revolución psicodélica 28

    Los psicodélicos: una brevísima introducción 29

    Uso ceremonial, terapéutico y recreativo 31

CONOCE LOS ENTEÓGENOS

Ayahuasca 37

    La abuela 37

    Historia 39

    Composición 42

    El viaje y la ceremonia 43

    Efectos 47

    Desafíos y riesgos 49

    Testimonio: Itzel 51

Peyote 55

    El venado azul 55

    Mescalina 57

    Los cactus 58

    Historia 60

Rituales y ceremonia 61
Mecanismo de acción 63
Dosis 64
Minimización de riesgos 65
Impacto ecológico 66
Testimonio: Mariana 67

Hongos psilocibios 71
El mono drogado 71
Funcionamiento y efectos 73
Un ejército de mamás 74
Una molécula tranquilizante 78
Consumo 80
Integración 84
Testimonio: Laura 86

LSD 91
El día que vi la música 91
La bicicleta de Hofmann 94
Estructura química 97
El proyecto MK Ultra 98
Ábrete, conéctate, trasciende 99
El viaje 100
Funcionamiento 102
Aplicación clínica 103
Riesgos y efectos adversos 104
Dosis y minimización de riesgos 105
El futuro del LSD 107

MDMA 111
Una molécula innovadora 111
¿MDMA, éxtasis, *tachas* o Molly? 114

Uso terapéutico 114

Efectos secundarios 116

Uso ceremonial y microdosis 117

Mecanismo de acción y efectos 118

Riesgos 119

Dosis 120

Desafíos y limitaciones 121

Minimización de riesgos y situación legal 122

Futuro 123

Testimonio: Mateo 124

Otras sustancias 127

Ketamina 127

Historia 127

Funcionamiento 128

Dosis y viaje 129

Ventajas y desventajas 130

Futuro 131

Testimonio: Ceci 131

Ibogaína 134

Historia 134

Viaje 135

Rito 137

Riesgos y controversias 137

Mecanismo de acción 138

Sapo 139

Introducción y viaje 139

Mecanismo de acción 139

Dosis 140

Historia 141

Riesgos y controversias 142

Aguas con cómo, dónde y con quién consumes 145

   El mal viaje 145

   Set 148

      Edad 148

      Sexo 151

      Preparación del cuerpo 153

      Intención 155

   Setting 156

      Lugar 156

      Guía 156

      Sustancia 160

   Minimización de riesgos 161

HACIA UNA PSIQUIATRÍA INTEGRATIVA

Más allá de la mente: mi historia 169

   El temblor 169

   La loca 171

   Psiquiatra accidental 174

   Alumna de los pacientes 178

   El panda guerrero 181

Espiritualidad 185

   El vacío 186

   El propósito 188

   Los nuevos dioses 190

   Comunidad, tierra, canto y rituales 191

   ¡Shhh! 193

Mente 197

   La mente según la psiquiatría integrativa 197

Pandemia y salud mental 200
Trauma 201
Estrés crónico 203
Psicoanálisis y psicoterapia 204
Un enfoque que conecta con todo 206
Enfoques basados en el trauma 207
El futuro de la psicoterapia 209

Cuerpo 213
Mente-cuerpo-espíritu 213
El cuerpo como espejo 217
¿Cuerpo o mente? 218
La inflamación y el cerebro 220
Algunas recomendaciones 223
Adaptógenos 225
Movimiento, la mejor medicina 226

Estilo de vida 231
Dormir bien para vivir mejor 232
Vida social 233
Las barreras 235

Hacia un cuidado integral 241
Prevención, prevención, prevención 242
Consideraciones éticas y legales 244
Medicina alternativa 248

La psiquiatra que entendió los psicodélicos

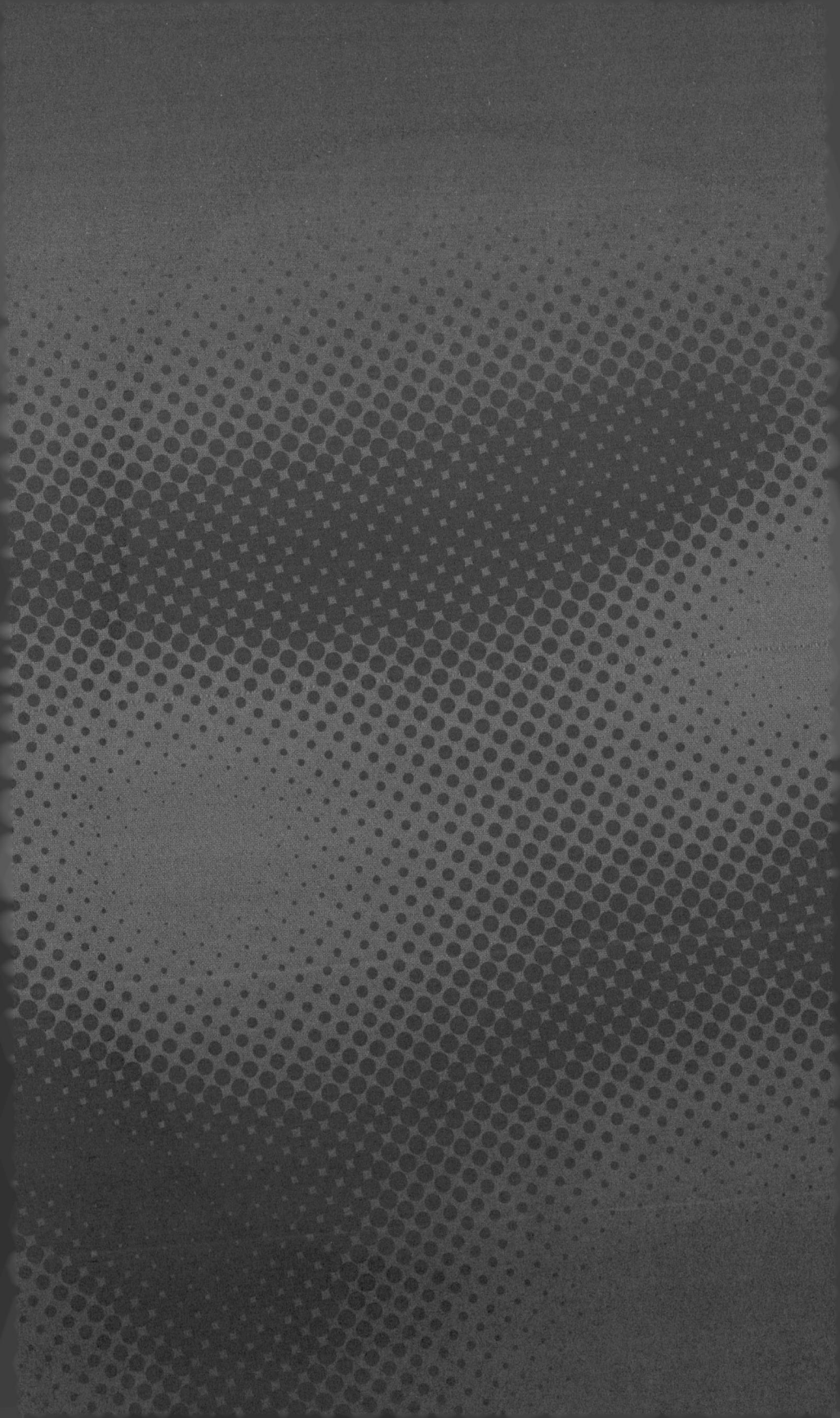

Mi encuentro con las plantas de poder

Jerónimo

La primera planta de poder[1] que conocí fue la ayahuasca. La probé en un viaje a Perú, a los 23 años. No fui al Amazonas en busca de consumir alguna sustancia que me embarcara en un viaje de conciencia alterada, simplemente quería conectar con la naturaleza en medio de la exuberancia selvática. Sin embargo, esa zona es muy frecuentada por turistas psicodélicos, por lo que, poco después de mi llegada, me ofrecieron participar en una ceremonia de ayahuasca; yo dije que no iba a eso, pero que muchas gracias. En ese entonces, yo todavía estaba nublada por los tantos prejuicios que hay en torno a las moléculas alucinó-genas, y me daba mucho miedo pensar en cómo yo, alguien con altos niveles de ansiedad, reaccionaría bajo su efecto. «Si de por sí estoy loca», pensaba, «¿qué voy a hacer drogada aquí, en

----

[1] Las «plantas de poder» —como la ayahuasca, la coca y el peyote— son aquellas que alteran la mente y la percepción.

medio de la selva, rodeada de tarántulas gigantes y caimanes, con murciélagos pegándome en la cara y escorpiones cayendo de los árboles?». Estaba segura de que moriría de un ataque de pánico.

Al día siguiente, cuando salí a caminar con mi grupo, el dueño de las malocas[2] en las que nos estábamos quedando se acercó a hablar conmigo.

—Oiga, doctora, vengo a hacerle una invitación. El taita[3] de aquí la ha visto desde su llegada y está muy interesado en que participe en la ceremonia.

—¿Yo?

—Sí, doctora.

—¿Por qué?

—Él dice que usted vino aquí por algo y que lo tiene que hacer.

—¿Mencionó a alguien más?

—Solo a usted, doctora, y está dispuesto a no cobrarle con tal de que participe.

El hecho de que no hubiera dinero de por medio me convenció de que las intenciones del taita eran puras y que no solo intentaba venderme algo. Aun así, la idea de tomar ayahuasca me daba mucho miedo, y eso fue lo que le dije al taita cuando llegó en la tarde a hablar conmigo.

—¿Me permites preguntarle a la abuela[4] si tú estás preparada para recibirla? —me dijo.

Le respondí que sí. Entonces, sacó un manojo de hojas de coca.

—¿Cocaína? —dije, alarmada.

---

[2] Casa de uso comunal en la Amazonia.
[3] Líder espiritual en algunas culturas de América Latina.
[4] Apodo común de la ayahuasca.

Como ya he mencionado, desconocía por completo estas medicinas y sus moléculas, a pesar de que ya ejercía como psiquiatra.

—Se llama *coca* y, aunque de ella deriva la cocaína —me explicó—, su efecto es distinto.

Comencé a masticar esas hojas. Después de unos momentos, el taita me pidió que las escupiera sobre la tierra.

—No tengas miedo —dijo al verlas—. La abuela te está llamando.

Lo que siguió fue algo mucho más espectacular de lo que yo hubiera podido imaginar. La ceremonia marcó un claro parteaguas en mi vida.

El viaje de ayahuasca que viví, y el que se describe en gran parte de la literatura, transcurre por tres carriles: el del inframundo, el de lo terrenal y el del cielo. Hay varios arquetipos que comúnmente aparecen en estos viajes, figuras muy propias de la cultura inca como la serpiente, el felino y el ave. Yo recorrí los tres carriles.

En el inframundo, me encontré a mi padre y a mi abuelo; pude verlos, olerlos y sentirlos. Tuve la oportunidad de hacerles preguntas y el privilegio de despedirme de ellos, besarlos y abrazarlos nuevamente antes de que se fueran. En el carril terrenal, estuve pensando en lo que era mi vida en ese momento, en mi tránsito como médico y en la incomodidad que sentía al haber abandonado la vida artística; al fin y al cabo, yo había querido esculpir, cantar, contar historias... La abuela también me enumeró todo aquello de lo que debía despedirme, y en esa lista estaba mi pareja de ese entonces; fue implacable al decirme que tenía que dejar esa relación de inmediato, así como varias actitudes y conductas autodestructivas que yo sostenía en esa época.

Por último, en el cielo me vi rodeada de aves y colores. Fue una parte muy poderosa de la experiencia en la que sentí la presencia de Dios y entendí que todos los seres vivos del planeta somos un gran ser. Comprendí, también, la importancia de convivir en armonía con la Pachamama, la Madre Naturaleza, y que cuidarla es cuidarse a uno mismo y violentarla, violentarse a uno mismo.

Cuando ya se acercaba el final del viaje, tuve una visión de una anciana con cara de árbol y brazos de frondosas lianas selváticas que me colocaba una semilla en el útero.

—Te encomiendo a tu hijo —me explicó—. Este va a ser un hijo guerrero que vendrá a transformarte a ti y a muchos otros. Debes ponerle un nombre de guerrero.

Pasaron 15 años desde esa revelación hasta que me embaracé. Durante buena parte de esa época, olvidé por completo lo que me había dicho la anciana. El nombre que mi esposa y yo habíamos elegido para mi hijo era Patricio, simplemente porque se nos hacía un nombre muy bonito. Sin embargo, mientras se acercaba la fecha del parto, comencé a recordar aquella experiencia en el Amazonas. Fue cuando me di cuenta de que Patricio no era el nombre de guerrero que me había pedido la anciana en la selva y que Jerónimo era un nombre idóneo para él. *El nombre sagrado.* Apto para un guerrero.

La planta mágica

En Valle de Bravo, autoexiliada y cuidando a mi hijo pequeño, me reinventé como médico general. La población de allí no es como la de la Ciudad de México; en Valle de Bravo no había una gran demanda para una psiquiatra, así que tuve que expandir mi práctica profesional para atraer a todo tipo de pacientes. Ya no era solo una psiquiatra, sino una médico general. Además, para complementar mis ingresos, trabajaba en un hospital privado asistiendo en cirugías y partos.

En mi consultorio, comencé a tratar a dos grupos. El primero lo conformaban personas de escasos o medianos recursos, quienes me iban a ver para tratar temas comunes, como problemas musculoesqueléticos o enfermedades gastrointestinales. El segundo estaba integrado por *hippies* citadinos —por decirlo de algún modo— que no eran oriundos de Valle de Bravo, sino que habían llegado buscando paz y tranquilidad, así como una mayor conexión con la naturaleza; algunos de sus miembros sí venían conmigo para tratar problemas psiquiátricos, aunque, por lo general, les rehuían a los medicamentos tradicionales de las grandes farmacéuticas.

Lo que unía a ambos grupos era su inclinación hacia la medicina alternativa. El primero se apoyaba en una gran tradición herbolaria, y usaba todo tipo de plantas y hierbas para curarse; una de las que más utilizaban era el cannabis, el cual consumían en forma de ungüento, extracto, alcoholato, etc. El segundo, por su parte, también hacía uso de él, pero además consumía otros enteógenos[5] como los hongos y la ayahuasca.

Esto me recordó a la experiencia que tuve con los veteranos de guerra en Wisconsin (de esto te hablaré más a detalle en la segunda parte), y ahora se sumaban cada día más pacientes que me platicaban sobre la gran eficiencia de estos tratamientos. Además, si ahora trataba a personas que se medicaban con enteógenos, era mi responsabilidad estudiarlos, en especial el cannabis, y mi conocimiento empírico con él era muy limitado. Las veces que lo había consumido no me había ido bien; experimenté ansiedad y paranoia en lugar de relajación. Aun así, era una planta que, ya para entonces, respetaba mucho, así que empecé a investigar más sobre ella.

....
[5] Sustancias naturales con propiedades psicoactivas.

El estudio del cannabis fue un viaje maravilloso para mí, ya que hay mucho material con qué informarse al ser uno de los enteógenos más estudiados. Aprendí sobre Raphael Mechoulam, un israelí conocido como el padre de la investigación sobre el cannabis debido a que fue el primero en aislar y sintetizar la molécula de THC,[6] a mediados de los años sesenta. Este avance científico desencadenó una serie de estudios químicos que nos ayudaron a entender el sistema endocannabinoide.

Es casi inevitable que, al investigar las propiedades medicinales del cannabis, uno llegue a la conclusión de que es lo más cercano que tenemos a una planta mágica. La ciencia ha comprobado, una y otra vez, que el cannabis es altamente efectivo en el tratamiento contra el dolor, la espasticidad, la epilepsia, la ansiedad, el trastorno por déficit de atención e hiperactividad (TDAH), el párkinson y muchas otras condiciones. Esto se debe a que el sistema endocannabinoide —un sistema complejo de receptores, mensajeros y otras sustancias— es el principal orquestador tanto de la fisiología humana como de la de cualquier otro animal que tenga notocorda, es decir, cerebro y médula.

¿Por qué describo al sistema endocannabinoide como un orquestador de nuestro cuerpo? Porque es el que regula muchos de sus procesos: inmune, hormonal, cardiovascular, cerebral e incluso el eje intestino-cerebro, entre otros. El cannabis funciona contra la ansiedad, por ejemplo, porque interactúa con el sistema de serotonina, el llamado «neurotransmisor de la tranquilidad». Tristemente, a pesar de su crucial importancia para nuestro bienestar mental y físico, la gran mayoría de los médicos ni siquiera sabe de la existencia del sistema endocan-

---

[6] Δ9-tetrahidrocannabinol, el principal ingrediente activo de la mariguana.

nabinoide, y es fundamental que lo conozcan para que puedan aprovechar su potencial terapéutico.

Mientras estudiaba el cannabis en Valle de Bravo, me contactó, por pura coincidencia, la empresa canadiense Canopy Growth, que en ese entonces era la comercializadora más grande de cannabis medicinal en el mundo. Querían que les ayudara a traer sus productos a México, y así fue como me tocó trabajar en temas de investigación y cabildeo para empezar a educar tanto a diputados como a senadores sobre el uso terapéutico de esta planta con el propósito de ejecutar estudios clínicos en el país.

Para entonces, ya existía una Ley General de Salud que incluía al cannabis como uno de los productos que se podían usar con fines médicos, pero no había un reglamento que lo formalizara, y parte de mi trabajo consistía en que el país lo tuviera para que el cannabis pudiera comercializarse aquí y se contara con protocolos clínicos aprobados que permitieran investigar sus aplicaciones médicas.

Si bien el cannabis es maravilloso por su gran complejidad, este atributo también dificulta el llevarlo al terreno médico. La planta tiene aproximadamente 1 650 elementos moleculares; entre ellos destacan 155 cannabinoides, siendo los más conocidos el THC y el CBD.[7] Otros factores importantes de la medicina de esta planta son los terpenos, responsables de darle su distintivo olor, y los flavonoides, que son químicos brillantes que atraen a los insectos para su polinización. Todo esto complica el estudio científico de sus efectos.

Para que el cannabis se convierta en una medicina tiene que haber, por ejemplo, estudios comparados contra placebos, pero trabajar con plantas que tienen un efecto no solo en el cuerpo,

---

[7] Cannabidiol.

sino en la mente y el espíritu, no es algo que se pueda protoco-
lizar como, por ejemplo, una píldora que ayuda a controlar el
colesterol. ¿Cómo medir los efectos de una medicina en el espíritu? Cuando se consume en una dosis adecuada, el cannabis
mete al paciente en un estado no solo de relajación, sino medi-
tativo, de conexión con uno mismo. Bajo sus efectos, muchas
personas encuentran respuestas a preguntas complejas gracias
a la neuroplasticidad que induce, y estos son resultados que van
mucho más allá de lo que reportan los estudios de laboratorio.

En Valle de Bravo, mi relación con el cannabis evolucionó de
un mero interés profesional a un compromiso profundo con su
potencial terapéutico. Su asombrosa complejidad no solo transformó mi práctica médica, sino que también me impulsó a abo-
gar por un cambio cultural y legislativo en México. El cannabis
no es solo un medicamento; es un puente hacia una nueva forma
de entender la salud y el bienestar integral.

El lenguaje de las plantas

Esta experiencia tratando a pacientes en Valle de Bravo y trabajando para Canopy Growth fue un tiempo de mucho estudio
no solo acerca del cannabis, sino sobre muchas otras plantas terapéuticas. Aprendí, por ejemplo, que las plantas «hablan» porque, como todo ser vivo, necesitan un sistema de comunicación.
Lo que pasa, claro, es que no van a hablar nuestro lenguaje.

¿Cómo hablan, entonces, las plantas? De manera electromag-
nética y química. Nuestro organismo codifica sus componentes
químicos, y así es como entablamos una comunicación *sui gene-
ris* con ellas. Esta comunicación se da no solo con las plantas de
poder, sino con las que compramos en el mercado y consumimos
en el día a día, como la espinaca o el apio.

La búsqueda del conocimiento herbolario me llevó a trabajar con las comunidades rurales de Valle de Bravo y sus alrededores, acercándome a las mujeres medicina para entender un poco más el tema del chamanismo. Quería saber todo sobre cómo curaban con las medicinas que cultivaban de la tierra, pero con un tinte científico.

Después de muchísimo trabajo, se logró pasar el reglamento del cannabis hasta 2021, al que siguió otro para su uso médico. Sin embargo, resultaron insuficientes, ya que hasta ahora no existe una industria de producción de este tipo de medicamentos. En México, hoy en día tenemos solo dos psicodélicos legales —el cannabis y la ketamina—,[8] los cuales nos serían de gran utilidad en el tratamiento psiquiátrico si también elimináramos la serie de huecos legales y regulatorios que impiden que, realmente, se genere una industria e investigación en torno a ellos.

En este contexto caótico alrededor del cannabis han surgido también productos sintéticos cannabinoides, con malos resultados clínicos debido a la falta del efecto séquito, el cual es común en las plantas; también llamado efecto *entourage* u orquesta, este efecto significa que no es solo la molécula del THC o del CBD lo que provoca un resultado medicinal, sino el trabajo conjunto

---

[8] Anestésico disociativo utilizado desde los años sesenta para tratar a pacientes que se someterán a procedimientos quirúrgicos. Es muy eficaz y seguro. Se utiliza en psiquiatría desde los años setenta para tratar a pacientes con depresión resistente porque los mete en un estado no ordinario de la conciencia en el que pueden «reconfigurar» sus memorias traumáticas en un ambiente seguro y con la ayuda de un terapeuta. Es un tratamiento cuyo proceso legislativo ha tardado mucho porque, siendo barato (como el cannabis), no promete una gran ganancia económica para la industria farmacéutica.

de sus más de 1600 elementos moleculares. Es importante saber esto porque en el mercado negro se pueden conseguir versiones sintéticas de casi cualquier droga (mescalina, DMT,[9] cannabinoides, psilocibina, etc.), las cuales no se comportan como las naturales; además de causar efectos secundarios y molestias en los pacientes, sus niveles de eficacia son menores y el perfil de seguridad suele ser muy malo y peligroso.

Durante esta etapa de aprendizaje, traté a un paciente con un complicado cuadro de depresión resistente y que se automedicaba con hongos psilocibios. Quedé impresionada con lo metódico y profesional que era este joven, que ni siquiera llegaba a los 20 años, con sus medicinas. Sin ningún tipo de ayuda, cultivaba sus hongos y preparaba sus micro y macrodosis. Previo a su experimentación con psilocibina, había estado internado en un hospital psiquiátrico un par de veces y había intentado suicidarse diez. Me aseguró que esta medicina le había salvado la vida. No cabía duda de que estaba frente a una verdadera revolución en la forma de tratar los problemas psiquiátricos, por lo que decidí certificarme en varios cursos impartidos por institutos estadounidenses, donde el estudio y la aplicación de estas medicinas está más avanzado. Así fue como comencé a aprender sobre psiquiatría integrativa, que es el tema que se toca en la segunda mitad del libro.

Para mí, como médico, marcó un antes y un después el conocer a fondo el cannabis. Llegué a él con mucha ignorancia, muchos prejuicios y, lo que es peor, mucha desinformación que había recibido en mi entrenamiento como psiquiatra. Las plantas de poder han sido usadas como medicina durante miles de años por todo tipo de civilizaciones. ¿Es posible que todas ellas

....

[9] Dimetiltriptamina.

estuvieran tan equivocadas durante tanto tiempo? En mi experiencia, cada paso hacia adelante que he dado en mi conexión mente-cuerpo-espíritu ha estado acompañado por alguna de esas plantas. En el caso particular del cannabis, aunque no era algo que consumiera, sí fue una planta que me guio al estudio, al cabildeo, a la mejor comunicación con mis pacientes y a mostrarles a las plantas el gran respeto que se merecen.

Durante mucho tiempo, las autoridades satanizaban al cannabis llamándolo una «droga de entrada». Aseguraban que, aunque esa planta tal vez no era «tan mala», su verdadero peligro radicaba en que abría la puerta hacia el resto de las drogas: LSD, cocaína, heroína, etc. Ahora sabemos que eso no solo es falso, sino que el cannabis ayuda a muchos adictos a dejar el consumo de drogas verdaderamente dañinas como el alcohol, así que yo más bien diría que es una «droga de salida».

El principal problema tanto del cannabis como de muchas plantas medicinales radica en su conflicto histórico con los políticos y los sistemas de salud gubernamentales. El cannabis, la psilocibina y otras medicinas de este estilo provocan, entre otras cosas, que el paciente comience a tener una mayor conciencia sobre su autocuidado, lo cual no le conviene al poder, especialmente a aquel que se dedica a vender comida chatarra, alcohol, tabaco, etc. El cannabis, además, saca a quien lo consume, aunque sea momentáneamente, de la lógica capitalista de acumular y consumir, y lo sensibiliza sobre los estragos ambientales y personales de este hiperconsumo, algo que no le hace nada de gracia a los encargados de que las economías de sus países estén eternamente en crecimiento.

Tampoco niego que, como en todo, el uso abusivo de estas sustancias puede ser riesgoso para la salud, pero no creo que el prohibicionismo y el silencio nos protejan de eso; por el contrario, la educación y los programas de minimización de riesgo para el uso de sustancias psicoactivas son, hoy en día, una necesidad imperiosa.

La nueva revolución psicodélica

Nos encontramos en un punto crítico en lo que concierne a la problemática global de la salud mental, en la que millones de personas buscan, desesperadamente, alivio para trastornos y síntomas como la depresión, la ansiedad o el insomnio. Este incremento en la prevalencia de las enfermedades mentales, el abuso de sustancias y la dependencia a la dopamina abundante y rápida, les ha abierto la puerta a las plantas de poder. Tristemente, la falta de regulación, el prohibicionismo y la criminalización han llevado a que el mercado negro haya crecido de una manera vertiginosa. Ahora, estas sustancias que antes eran casi imposibles de conseguir, están, de la mano con el internet, fácilmente disponibles para cualquier persona.

También de aquí nace mi interés por escribir este libro. A lo largo de las siguientes páginas, examinaré la complejidad de estas sustancias desde múltiples perspectivas. Por desgracia, aún se ve muy lejana una legislación y la correspondiente regulación de estas medicinas, en el mundo en general y en México en particular. Además, como ya mencioné, los problemas de salud mental van en aumento, algo que se refleja en las altas y crecientes tasas de suicidio. Esto provoca que las nuevas generaciones sean más susceptibles de caer en las trampas de estas sustancias, y a una edad cada vez más temprana. Debemos entender la importancia de apoyar su consumo junto con un enfoque de psiquiatría integrativa, ya que sé de muchas personas que se meten de todo —«metodistas», las llamo— y que no acaban iluminadas, ni siquiera mejoradas, sino completamente «fritas» debido a que no vivieron un proceso terapéutico ni de integración que les permitiera asimilar esas experiencias de una manera benéfica para ellas.

Por eso, este libro no es solo sobre estas moléculas y cómo las utilizamos, sino también sobre cómo estas sustancias, acompañadas de un sistema que conecta mente, cuerpo y espíritu, pueden funcionar para salvar muchas vidas en medio de esta crisis de salud mental. En las siguientes páginas analizaré cada una de ellas desde diferentes puntos de vista, sin estigmatizar.

En la actualidad, aunque abundan los datos, carecemos de información seria y confiable. En este libro, por otro lado, se presentarán datos científicos confiables. Mi intención, como médico, es educar, y abrir la conversación y el debate en cuanto a este tema. Para ayudarme, incluí testimonios de personas que tienen experiencia con estas sustancias, con el fin de que el lector pueda entender, de primera mano, cómo son estos «viajes» a estados no ordinarios de la conciencia.

Los psicodélicos: una brevísima introducción

Antes de comenzar el libro, definamos claramente qué es un *psicodélico*. Hoy, más que nunca, escuchamos sobre ellos en todos lados, pero ¿cuántos de nosotros sabemos, realmente, lo que significa esa palabra? Lo primero en lo que piensa la mayoría de las personas cuando la escucha es en drogas. Sin embargo, la palabra *droga* resulta muy imprecisa, ya que incluye cualquier sustancia que pueda modificar la fisiología celular de quien la consuma; aun así, hay demasiado estigma alrededor de ella, pues solemos asociarla con lo negativo, peligroso e ilegal.

Para hablar de forma más precisa, debemos incluir en nuestro vocabulario el concepto de *sustancia psicoactiva*, el cual se refiere a cualquier sustancia que tiene una actividad dentro del sistema nervioso central, lo que puede llegar a modificar el estado de conciencia y los sentidos. Es por eso que, en este libro, no se usará la palabra *droga* como sinónimo de *sustancia psicoactiva*. Es intencional, para evitar la estigmatización.

Una división útil para acomodar a los psicodélicos es en dos categorías muy generales: naturales y sintéticos. Dentro del primer grupo encontramos todos aquellos que provienen de la naturaleza: los derivados de plantas, cactus, hongos, raíces y cortezas; en esa categoría están la ibogaína,[10] la mescalina, la psilocibina y el DMT, entre otros; también hay derivados de animales, como la toxina del sapo o bufo alvarius. En el grupo de los sintéticos, los más conocidos son el LSD, el MDMA,[11] la ketamina y la esketamina.[12]

También podríamos dividir a los psicodélicos en legales e ilegales. En México, los legales incluyen al cannabis medicinal (y sus derivados), la ketamina y la esketamina, esta última disponible en farmacias, pero a un costo prohibitivo; hay otra que se encuentra en un limbo legal, la ibogaína, la cual, si bien no está legalizada, tampoco está regulada, por lo que se utiliza en algunas clínicas para tratar adicciones. En las ilegales están las demás, lo cual no significa que no estén al alcance con facilidad.

----

[10] Alcaloide con efectos alucinógenos que estimula el sistema nervioso central, dando un efecto parecido al de las anfetaminas.
[11] 3,4-metilendioxianfetamina, también conocida como «éxtasis» o «Molly».
[12] Una variante de la ketamina.

Uso ceremonial, terapéutico y recreativo

Los psicodélicos han acompañado a la humanidad durante milenios como herramientas fundamentales en ceremonias religiosas y espirituales de diversas culturas. Estas sustancias, que incluyen hongos psilocibios, ayahuasca, peyote, LSD y DMT, entre otros, han pasado de ser reverenciadas y utilizadas en contextos rituales a ser reguladas y criminalizadas, pero también redescubiertas. Podemos organizar su impacto en tres carriles principales: ceremonial, terapéutico y recreativo.

El uso ceremonial de los psicodélicos sigue siendo una práctica vital en muchas comunidades indígenas y grupos espirituales. Estas sustancias se emplean como herramientas para conectar con lo divino, con uno mismo o con el propósito de vida. Sin embargo, este carril está bajo amenaza debido al auge del turismo psicodélico, el cual ha generado una explotación comercial de estas prácticas sagradas. En algunas comunidades, el creciente interés por los rituales con psicodélicos ha llevado a la aparición de personas que, sin vocación genuina, se presentan como chamanes o guías, buscando tan solo beneficios económicos. Esto pone en riesgo la autenticidad y el respeto hacia estas tradiciones milenarias.

Con respecto al uso terapéutico, los psicodélicos están ganando reconocimiento como herramientas valiosas para tratar trastornos como la depresión, el estrés postraumático y las adicciones. Aunque muchos pueblos ancestrales han utilizado estas sustancias como medicinas, el enfoque moderno busca medicalizarlas, reduciendo su potencial a una interpretación exclusivamente científica y funcional. Sin embargo, representan mucho más que un tratamiento farmacológico. En su contexto original, los psicodélicos son vehículos para conectar mente, cuerpo y espíritu, proporcionando introspección y respuestas profundas. Este contenido espiritual se pierde en la medicalización, donde el objetivo es ajustar estas moléculas al modelo biomédico.

Además, el interés económico en este carril es evidente. Empresas farmacéuticas han iniciado una carrera para patentar versiones sintéticas de moléculas como la psilocibina o el DMT, lo que podría llevar a un futuro en el que las farmacias distribuyan estas sustancias como si fueran antidepresivos o ansiolíticos. Pero ¿quién estará capacitado para prescribirlas y supervisar su uso?

En cuanto al carril recreativo, el acceso a los psicodélicos ha crecido de manera alarmante gracias al internet y al mercado negro. Esto representa un riesgo significativo sobre todo para la población joven, que muchas veces no tiene acceso a información confiable sobre estas sustancias. La adulteración de psicodélicos en el mercado negro es otro problema creciente, el cual puede adjudicarse, precisamente, a la prohibición y a la denominada «guerra contra las drogas».

Sustancias como la psilocibina, el LSD o el MDMA se han encontrado mezcladas con cocaína, benzodiazepinas e incluso fentanilo, lo que incrementa los riesgos para los consumidores. Este fenómeno, común en festivales y entornos recreativos, subraya la urgencia de implementar controles de calidad, programas de minimización de riesgo y educación acerca de estas sustancias.

Debemos preguntarnos qué futuro les espera a los psicodélicos en estos tres carriles. ¿Se mantendrán las prácticas ceremoniales auténticas o serán reemplazadas por rituales comerciales? ¿El carril terapéutico logrará equilibrar los intereses económicos con el respeto por la espiritualidad intrínseca de estas sustancias? ¿Cómo controlaremos el acceso recreativo en un mercado que, históricamente, ha prosperado en la clandestinidad?

CONOCE LOS ENTEÓGENOS

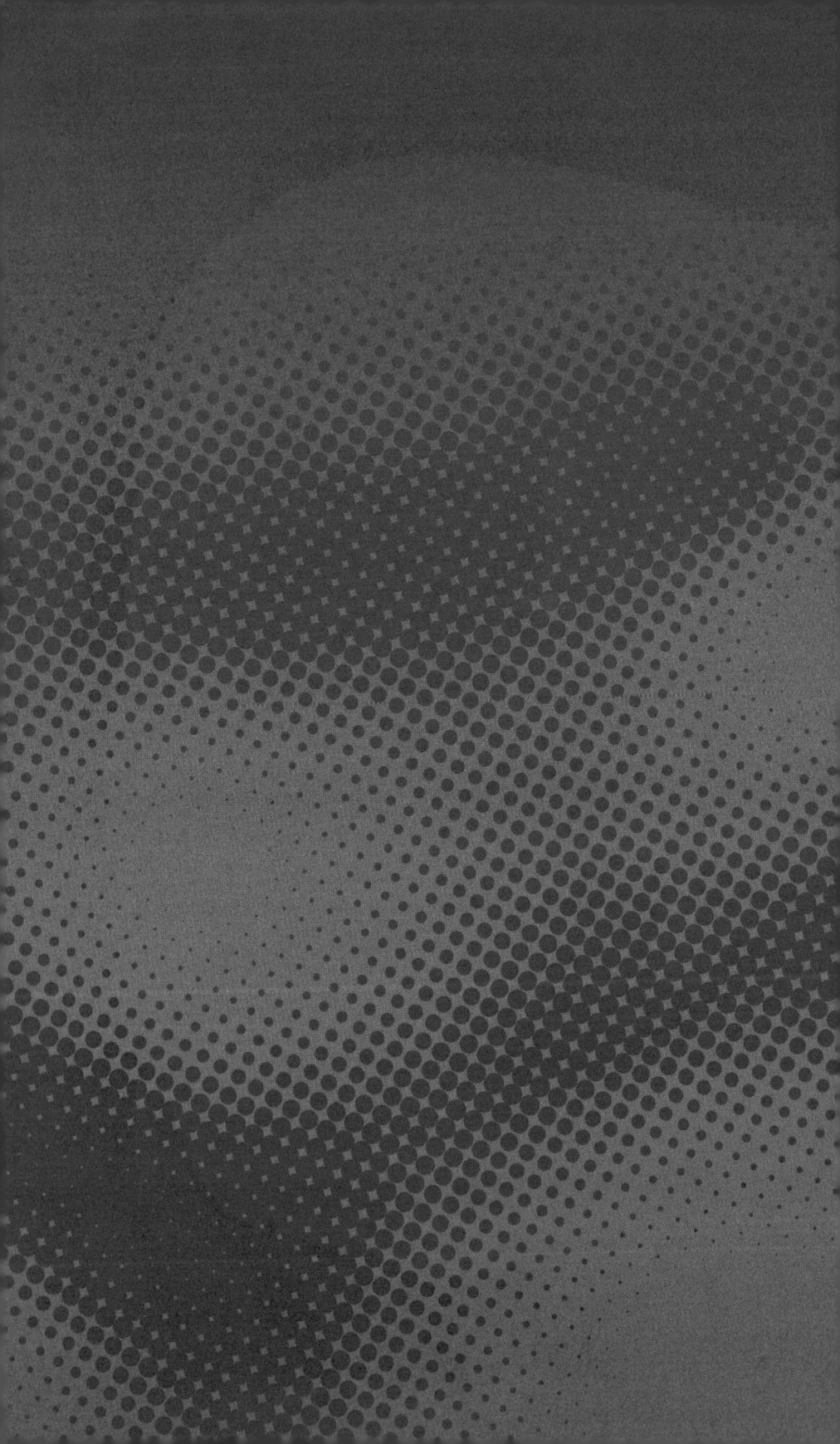

AYAHUASCA

La abuela

Como ya mencioné, la ayahuasca ocupa un lugar fundamental en mi historia personal. Fue la sustancia que, hace muchos años, me introdujo en el mundo de los psicodélicos y, con ello, en la psiquiatría integrativa. En aquel entonces, viajé a Perú con la intención de explorar la naturaleza, pero terminé teniendo una experiencia que transformó por completo mi vida.

Lo primero que debemos aclarar es que la ayahuasca no es una sola planta, sino un brebaje que mezcla ingredientes vegetales y que ha servido como guardián de conocimientos ancestrales durante siglos. Más que una simple bebida, los pueblos originarios de la Amazonia la consideran un portal hacia otras realidades, una medicina sagrada.

Durante mucho tiempo, su uso estuvo restringido a contextos chamánicos y rituales cerrados. Sin embargo, en las últimas décadas ha emergido un fenómeno global: la expansión —o quizás la moda— de la ayahuasca. Ha salido de la selva y traspasado fronteras, a menudo en contextos clandestinos. Sin embargo, es crucial entender que no se trata de una tendencia pasajera ni de un atajo hacia la iluminación. La ayahuasca es un encuentro con la verdad, la cual, en ocasiones, puede ser incómoda y desafiante.

La antropología y la historia nos muestran que las culturas amazónicas han empleado la ayahuasca durante generaciones. Por lo regular, su uso se enmarca en tres grandes propósitos:

- **Curación:** Se ha utilizado para tratar enfermedades de origen espiritual, restaurar el equilibrio energético y aliviar dolencias físicas.
- **Conexión:** Funciona como una herramienta de autoconocimiento y toma de decisiones; líderes y chamanes recurren a ella para obtener claridad sobre cuestiones trascendentales.
- **Guía:** Es un elemento fundamental en ritos de paso, profundamente arraigado en la comunidad. En algunas tradiciones, incluso bebés y niños pequeños participan en su consumo, integrándose desde temprana edad en la cosmovisión espiritual de su cultura.

A diferencia de la psilocibina, la ayahuasca rara vez se usa con fines recreativos. No es común que alguien la consuma para disfrutar más de una fiesta o un concierto. Esto se debe, en parte, a la duración prolongada de su efecto y a que suele provocar vómito y diarrea. Por estas razones, su uso se enfoca casi en exclusiva en la introspección, el crecimiento personal y la sanación.

Existe una visión dentro de algunas tradiciones que sugiere que la «abuela» decidió salir de la selva para pedir ayuda. Según esta perspectiva, la planta necesitaba alzar la voz en defensa del planeta y, para lograrlo, permitió que su medicina se difundiera más allá de su lugar de origen.

Otra diferencia notable entre la ayahuasca y otros enteógenos mencionados en este libro es que su integración suele ser mucho más compleja. La mayoría de quienes hemos participado en ceremonias de ayahuasca tardamos años en procesar e interiorizar las lecciones obtenidas durante la experiencia. Por esta razón, no es común repetir estas ceremonias con regularidad. Si bien hay personas que lo hacen, representan la excepción y no la norma.

El entorno en el que se consume la ayahuasca influye mucho en la experiencia. De manera tradicional, se ingiere en ceremonias guiadas por chamanes o facilitadores experimentados, lo que ayuda a encauzar la intensidad de la vivencia y a interpretar sus enseñanzas; sin una guía adecuada, esta puede ser abrumadora e incluso contraproducente, lo que resalta la importancia del contexto y de la intención con la que se toma la medicina.

Historia

Este brebaje se prepara, principalmente, con la mezcla de un bejuco (o liana) y una hoja; el primero proporciona la medicina, mientras que la segunda inhibe una enzima estomacal que, de otro modo, eliminaría sus efectos, permitiendo así que la sustancia active su potencial visionario.

Es una combinación compleja que ha dado origen a innumerables mitos y leyendas sobre su descubrimiento. Relatos orales de hace milenios, transmitidos por grupos como los shipibo-conibo de la Amazonia peruana, describen la llegada de la ayahuasca como un regalo de los dioses para reconectar con el mundo espiritual. Según estas tradiciones, en algún momento de su historia atravesaron una crisis en la que perdieron el respeto por la selva —cazando y talando en exceso—, y fue entonces cuando este brebaje apareció para mostrarles que iban por un camino equivocado. En la cosmovisión shipibo, cada individuo posee un código de patrones geométricos que la ayahuasca ayuda a alinear, restaurando así el equilibrio entre la mente y el cuerpo.

El primer registro escrito de la ayahuasca en Occidente proviene del siglo xviii, cuando naturalistas y misioneros europeos documentaron su uso en la cuenca del Amazonas. Uno de los primeros en mencionarla fue el jesuita Pablo Maroni, quien describió la bebida como un brebaje de origen demoniaco empleado por los nativos para inducir estados alterados de conciencia.

Sin embargo, no fue sino hasta el siglo xx que la ayahuasca captó el interés de la comunidad científica, especialmente entre los antropólogos y etnobotánicos. Richard Evans Schultes, considerado el padre de la etnobotánica, fue uno de los primeros en estudiar su composición durante sus expediciones por el Amazonas. Posteriormente, los hermanos Dennis y Terence McKenna ampliaron la investigación psicofarmacológica sobre la ayahuasca, lo que los llevó a explorar otras plantas visionarias, como la psilocibina.

En 1986, el antropólogo colombiano Eduardo Luna introdujo el concepto de «vegetalismo» para describir la tradición en la que, además de la ayahuasca, se emplean otras plantas maestras con fines espirituales y medicinales. Sus estudios y escritos sobre la «abuela» son valiosos tanto por su rigor académico como por su riqueza poética. Luna fue también uno de los primeros investigadores en considerar los posibles beneficios terapéuticos de esta bebida.

En términos de su relación con la religión, dos movimientos han incorporado la ayahuasca en sus prácticas: el Santo Daime y la União do Vegetal, ambos surgidos en Brasil. Estas corrientes sincréticas combinan su uso ritual con elementos del cristianismo y el espiritismo. Su expansión ha llevado a la medicina desde la selva hasta las grandes ciudades como São Paulo y Río de Janeiro, y su influencia ha trascendido las fronteras de Brasil y ha llegado a otras partes de América y Europa.

A partir de la década de 1990, el conocimiento ancestral amazónico comenzó a globalizarse y a impulsar un auge de retiros espirituales, festivales de bienestar y terapias alternativas donde la ayahuasca se presenta como una herramienta de transformación personal. Sin embargo, su creciente popularidad ha traído consigo varios desafíos. Por un lado, el tráfico ilegal de la ayahuasca ha puesto en riesgo la vida y libertad de muchas personas, especialmente aquellas en situación de vulnerabilidad económica, que son reclutadas como transportistas o «mulas»; por el otro, han surgido individuos, sin la preparación ni el respeto por esta medicina sagrada, que ofrecen ceremonias a precios exorbitantes, desvirtuando su uso tradicional y espiritual.

Hoy en día, nos encontramos en una encrucijada entre la ciencia y la tradición. Mientras instituciones como el Imperial College London y la Universidad Johns Hopkins han investigado los efectos de la ayahuasca y su principal compuesto, el DMT, en el tratamiento de desórdenes como la depresión, la ansiedad y el trastorno de estrés postraumático (TEPT), los líderes indígenas de la Amazonia han advertido sobre los peligros de su comercialización sin el contexto ceremonial adecuado ni el respeto por su dimensión espiritual.

El desafío para quienes trabajamos en la terapia asistida con psicodélicos es encontrar un equilibrio entre la preservación del conocimiento ancestral y la integración de la ayahuasca en los sistemas de salud. Es fundamental asegurar que este brebaje no pierda su esencia espiritual ni se desvincule de sus raíces amazónicas. En la actualidad, la única forma de consumirlo de manera legal es en casa de la «abuela» —la selva amazónica— o dentro del contexto ceremonial del Santo Daime o la União do Vegetal; en Estados Unidos es legal solo para aquellas religiones que tienen una exención de la DEA, y lo mismo aplica para Canadá.

Composición

La antropología médica ha identificado más de cien recetas de ayahuasca utilizadas por los pueblos amazónicos. Sin embargo, todas estas preparaciones comparten dos componentes principales:

1. ***Banisteriopsis caapi*** (la liana de los espíritus).
2. ***Psychotria viridis o Diplopterys cabrerana*** (las hojas visionarias).

Como mencionamos al inicio de esta sección, la ayahuasca combina dos tipos de compuestos clave: uno psicotrópico y otro que permite su absorción en el organismo. El DMT, presente en las hojas visionarias, es el principal agente psicoactivo; sin embargo, por sí solo, no puede atravesar el tracto digestivo, ya que es degradado por la enzima monoaminooxidasa (MAO). Aquí es donde entra en juego la harmina, un alcaloide presente en la liana de Banisteriopsis caapi, que actúa como inhibidor de la MAO; al bloquear temporalmente esta enzima, la harmina permite que el DMT llegue al cerebro y despliegue su efecto visionario.

Cada grupo étnico ha desarrollado su propia manera de comprender, preparar y utilizar la ayahuasca, incorporando diversas plantas que modulan sus efectos y aportan cualidades específicas a la experiencia. Algunas combinaciones son más purgativas; otras, favorecen la introspección o la revelación; y otras, buscan potenciar la conexión con los espíritus de la naturaleza.

El DMT es un alcaloide estructuralmente similar a la serotonina que se une a los receptores serotoninérgicos del cerebro. Sus efectos psicoactivos son principalmente de tipo visionario, y en ellos es común la percepción de fractales y formas geométricas de gran viveza. También pueden presentarse experiencias místicas y una profunda sensación de disolución del ego.

Es la sinergia entre estos ingredientes lo que permite que la ayahuasca genere una experiencia psicodélica única, en la que la química, la tradición y el contexto ritual se entrelazan para dar forma a su poderoso efecto transformador.

El viaje y la ceremonia

Quienes llevan a cabo estas ceremonias son los chamanes, curanderos, ayahuasqueros o taitas. Estos siempre deben poseer un conocimiento profundo del tema y haber sido preparados para este rol; no es necesario que se trate de personas mayores mientras cumplan con esto. La transmisión de su saber suele darse de forma hereditaria, con el ayahuasquero enseñando su conocimiento a las siguientes generaciones.

El taita no solo prepara el brebaje; también es guía, maestro, sacerdote y protector. Actúa como un puente entre lo humano y el mundo de los espíritus, y su cosmovisión es por completo distinta a la nuestra: cree firmemente en el poder de la magia y lo fantástico, y para proyectarlo usa un lenguaje misterioso que, para la mayoría de nosotros, resulta difícil de comprender.

La ayahuasca nunca se expresa de la manera que uno espera. No se trata de pedirle respuestas ni de dirigir la experiencia; es ella quien decide qué mostrarte. Muchas personas llegan a este viaje con preguntas filosóficas: «¿Quién soy?», «¿Hacia dónde voy?», «¿Por qué estoy sufriendo?». Pero las respuestas no aparecen en el lenguaje racional al que estamos acostumbrados. Emergen en forma de visiones, sensaciones y revelaciones profundas del inconsciente.

Muchos describen el viaje de la ayahuasca como un morir que da lugar a un renacer, lo que puede llevar a las personas a entender cómo vivir mejor y de manera más cercana a la Madre Tierra.

Hay ciertos elementos claves para la ceremonia de la ayahuasca:

1. **El espacio ritual:** Tradicionalmente, la ceremonia de ayahuasca se lleva a cabo en una maloca —una choza circular que simboliza la conexión entre el cielo y la tierra—. En entornos urbanos, se han adaptado espacios con velas, música y otros elementos simbólicos para recrear, en la medida de lo posible, el ambiente original.

2. **Los ikaros (o íkaros):** Estos cantos sagrados del chamán son fundamentales para dirigir la experiencia de los participantes. Se pueden considerar una especie de *playlist* ancestral de los pueblos amazónicos. Su tono y volumen varían según la energía del grupo y la percepción del chamán sobre la presencia de espíritus y deidades.

3. **Dieta preparatoria:** La preparación previa a la ceremonia incluye una dieta estricta diseñada para reducir

las posibles reacciones físicas y emocionales adversas. Se recomienda evitar alimentos procesados, carne y alcohol, así como abstenerse de mantener relaciones sexuales durante los días previos.

4. **Herramientas auxiliares:** Entre los objetos utilizados en la ceremonia se encuentran tambores, maracas y *mapacho* (tabaco rústico), los cuales ayudan a limpiar y armonizar la energía del entorno, además de alejar entidades malignas. Cada tradición amazónica emplea distintos elementos, según su cosmovisión.

Una verdadera ceremonia de ayahuasca se realiza de noche y en presencia del fuego. Los participantes se reúnen en círculo alrededor del chamán, quien les ofrece la bebida en rondas o «puertas». El número de estas depende de la observación y guía del chamán, quien ajusta la cantidad de ayahuasca según la energía del grupo y la respuesta de cada persona. Por medio de este proceso, los participantes son guiados gradualmente hacia su viaje psicodélico.

En cuanto a la dosis, esta se mide en mililitros. Una pequeña suele oscilar entre los 20 y 50 ml, y es la que recomiendan los chamanes tanto a principiantes como a personas especialmente sensibles a las sustancias. Una dosis media varía entre los 50 y 100 ml, es la que consumen la mayoría de los participantes y suele inducir visiones más claras, una introspección más profunda y un proceso emocional más significativo. Finalmente, la dosis alta, también conocida como «guerrera», ronda los 100 a 150 ml, si no es que más; en algunas comunidades del Amazonas, los participantes pueden llegar a consumir hasta 300 ml, lo que genera una profunda disolución del ego, así como visiones extremadamente intensas.

Tras ingerir el brebaje, se inicia un proceso de introspección en el que los efectos se manifiestan de manera progresiva. En términos generales, la experiencia puede dividirse en cuatro fases, las cuales comienzan a desarrollarse entre 30 y 60 minutos después de la ingestión:

1. **La llegada (30-60 minutos):** Se presentan las primeras sensaciones físicas como calor, escalofríos o náuseas, las cuales marcan el inicio del viaje.

2. **Las visiones (1-3 horas):** Surgen patrones geométricos, figuras de animales y conexiones con recuerdos o emociones profundas. En esta fase, los ikaros del chamán juegan un papel crucial al guiar y sostener la experiencia. Es curioso que muchas de estas visiones incluyan símbolos incas —el puma, la serpiente, el cóndor—, incluso en participantes ajenos a esa cultura.

3. **El aprendizaje y la sanación (3-5 horas):** La planta comienza a proporcionar enseñanzas profundas sobre la vida, la muerte, las relaciones y la conexión con el universo. Muchas veces, el vómito o la diarrea, conocidos como la «purga», son considerados una limpieza física y emocional necesaria.

4. **La integración (amanecer):** A medida que los efectos disminuyen, se invita a los participantes a compartir sus experiencias y a recibir la interpretación del chamán, con lo cual se facilita la integración de los aprendizajes en su vida cotidiana.

Más que una experiencia psicodélica, el viaje de ayahuasca es un proceso de transformación donde visiones, purgas y cantos sagrados revelan enseñanzas profundas. Cada fase del viaje —desde la llegada hasta la integración— ofrece desafíos y revelaciones que impulsan a los participantes a reconectar con su esencia. Sin embargo, su verdadero impacto radica en cómo estas vivencias se traducen en cambios en la vida cotidiana, lo que, a su vez, promueve una existencia más consciente y en armonía con la naturaleza y el espíritu.

Efectos

Durante la ceremonia, los participantes pueden experimentar una variedad de efectos. En lo visual, es común la aparición de imágenes caleidoscópicas, seres espirituales, animales de poder o símbolos ancestrales.

En el plano emocional, pueden surgir sensaciones de amor incondicional, reconciliación con el pasado y confrontación con miedos y traumas profundos. Muchas personas no solo se reconcilian consigo mismas, sino también con antiguos agresores o personas con quienes tuvieron conflictos. Sin embargo, enfrentar los propios miedos puede ser una experiencia abrumadora, especialmente, si el participante no cuenta con la guía adecuada.

Hoy en día, muchos psiconautas tienen malas experiencias con la ayahuasca debido a la falta de un guía experimentado y a la elección de entornos inadecuados. Participar en ceremonias masivas, con decenas de personas atravesando su propio viaje de manera simultánea, puede hacer que la experiencia se vuelva demasiado intensa y difícil de manejar.

También se presentan manifestaciones físicas, como náuseas, sudoración, temblores, sensación de que el cuerpo se expande o una profunda relajación. Aunque desafiantes, estos efectos forman parte del proceso de sanación y transformación que la ayahuasca facilita. La percepción varía según el usuario: algunas personas son muy somáticas y se mueven constantemente durante el viaje, mientras que otras apenas se mueven de tan relajadas que están.

Hay quienes utilizan el DMT solo (inhalado o fumado) y, de esa manera, su efecto es de unos 30 o 40 minutos, mucho más rápido que el de la ingestión oral. El DMT se encuentra en muchas especies vegetales; de hecho, en México tenemos el tepezcohuite, una planta que también han utilizado nuestras comunidades indígenas como psicodélico. También podemos encontrar DMT en nuestra glándula pineal, un vestigio anatómico en el cerebro que nos ayuda a regular los ritmos circadianos, como sueño-vigilia.

La ayahuasca es uno de los enteógenos más respaldados por estudios de neuroimagen. Se ha observado que promueve un aumento en los niveles del factor neurotrófico derivado del cerebro, una proteína clave en la regeneración del sistema nervioso central y periférico; este mecanismo favorece procesos de neurogénesis y neuroplasticidad, lo que podría explicar algunos de sus efectos terapéuticos.

El efecto antidepresivo de la ayahuasca ha sido ampliamente estudiado en poblaciones consumidoras, sobre todo dentro de un esquema terapéutico, donde se han observado mejoras significativas. Además, se ha encontrado que la ayahuasca favorece una mayor conectividad entre la corteza prefrontal y la amígdala, una estructura clave en la respuesta de supervivencia. Esta mayor integración neural contribuye a generar en los usuarios un estado de calma y bienestar.

En definitiva, la ayahuasca no solo altera la percepción y las emociones, sino que también parece ejercer profundos efectos a nivel neurobiológico y terapéutico. Sin embargo, su potencial depende en gran medida del contexto en el que se consuma. Una preparación adecuada, la guía de facilitadores experimentados y la integración posterior de la experiencia son factores clave para que su uso sea seguro y beneficioso.

Desafíos y riesgos

Como ya mencioné, un reto que suele enfrentar la ayahuasca es la falta de guías capacitados. No es una planta sencilla; la mayoría de quienes la han probado describen la experiencia como un proceso de «muerte y renacimiento». Sentir que uno se disuelve, que pierde el control y que tal vez no regresará puede ser abrumador, por lo que contar con un acompañamiento adecuado es esencial. Siempre recomiendo a mis pacientes que investiguen bien quién será su guía e incluso, que busquen referencias en internet antes de tomar una decisión.

También es importante considerar los riesgos físicos. El aumento de la presión arterial y la frecuencia cardiaca puede representar un peligro para personas con problemas cardiovasculares. Además, este brebaje puede sobrecargar el hígado, por lo que quienes padecen enfermedades hepáticas deben ser especialmente cautelosos con su consumo y dosificación. Del mismo modo, es necesario que las personas con trastornos metabólicos tomen precauciones, ya que la ayahuasca puede alterar los niveles de glucosa debido a su impacto en el sistema nervioso autónomo.

En cuanto a las condiciones psiquiátricas, no se recomienda que participen en estas ceremonias personas con antecedentes de esquizofrenia o psicosis, ya que la ayahuasca podría exacerbar sus síntomas y desencadenar episodios agudos. Lo mismo ocurre con quienes padecen trastorno bipolar, pues su consumo puede inducir estados de manía y euforia.

Otro desafío importante es la falta de integración. Sin un proceso de reflexión y asimilación posterior a la ceremonia, las visiones y enseñanzas pueden resultar abrumadoras y difíciles de aplicar en la vida cotidiana. La «abuela» muestra tanto en tan poco tiempo que, si uno no lo toma en serio, el viaje puede quedar reducido a una experiencia sí, intensa, pero carente de verdadero impacto en el crecimiento personal.

Es común que las personas revivan traumas profundos o enfrenten miedos intensos en sus viajes, lo que puede requerir apoyo posterior. Imaginemos a alguien que sospecha que fue víctima de abuso sexual en su infancia y que, durante la experiencia, lo «recuerda» como si le estuviera ocurriendo en ese momento. Es crucial tener en cuenta que visualizar algo en un viaje de ayahuasca no significa necesariamente que haya sucedido en la realidad; por ello, procesar la experiencia con un profesional es fundamental.

También hay que hablar de la interacción entre la ayahuasca y ciertos fármacos, especialmente antidepresivos. En estos casos, la combinación puede producir un síndrome serotoninérgico, que es una condición potencialmente grave causada por una sobreestimulación de los receptores de serotonina en el sistema nervioso central. Este síndrome puede provocar síntomas como agitación, taquicardia, fiebre alta, convulsiones e incluso daño hepático en casos severos.

La ceremonia de ayahuasca es un viaje hacia la verdad. Participar en una implica adentrarse en un espacio donde la realidad se desdobla y emerge una claridad que puede resultar abrumadora. No se trata de una experiencia recreativa, sino de un encuentro profundo con uno mismo que, si se aborda con respeto y seriedad, puede marcar un antes y un después en la vida.

Testimonio: Itzel

En definitiva, hay un antes y un después en mi vida desde que conocí a la abuela.

Practico el budismo y la meditación desde hace 11 años, y algo que viví como un verdadero milagro fue el profundo significado que adquirió mi práctica espiritual. Recuerdo que, antes, en cada retiro de meditación al que asistía me preguntaba: «¿Cómo voy a hacer esto yo sola?». Porque nosotros, los occidentales, podemos recibir con devoción sus bendiciones e instrucciones, pero el verdadero fruto de la práctica viene con años y años de esfuerzo.

Las plantas no me dieron una vía fácil, ni fue como que todo cambió con la primera toma. Quiero dejar en claro que no es sencillo. Pero sí favoreció mi concentración y mi enfoque en la meditación y, sobre todo, me permitió sensibilizarme para conectar con lo sagrado y meditar desde un lugar hermoso y profundo. Ahora soy plenamente consciente de cómo los humanos sufrimos por pequeñeces.

Es hermoso sensibilizarse así. Una vez que integras tu experiencia, se vuelve un estilo de vida que encaja de manera natural. Por supuesto, el uso de este brebaje es muy peligroso si no estás correctamente acompañado y guiado. Lo más importante es recordar que es una medicina y que uno debe consumirla con plena conciencia.

La madre ayahuasca tiene sus propios procesos para sanar. Para mí fue maravilloso descubrirlo porque mi cuerpo se empieza a preparar días antes, incluso sin que yo sepa que habrá una ceremonia. Cuando llega el momento, me presento y todo se siente sagrado. Hay que abrirse a la experiencia, permitirse recibirla. Sabemos que cada ceremonia tiene una intención y que con cada planta hay que preguntar: «¿Para qué vengo? ¿Qué estoy buscando?».

Cuando empecé a tomar esta medicina, sufría mucho porque no pasaba suficiente tiempo con mis hijos debido a situaciones desafortunadas, así que fui a esas primeras ceremonias con el propósito de encontrar una solución, pero la abuela me enseñó algo más profundo: aprender a soltar ese sufrimiento que no tenía ni principio ni fin.

La ayahuasca es un brebaje que te purga, que te vacía, y esas purgas no se olvidan con facilidad. Son tan intensas que, mientras las experimentas, crees que nunca terminarán.

Una de las experiencias más impactantes en medio de una ceremonia la viví mientras tenía la menstruación. Sentía miedo porque suelo sufrir de cólicos insoportables, de esos que te obligan a tomar analgésicos. Además, la idea de tener que cambiar mi toalla sanitaria durante la ceremonia me incomodaba. Pero sentí el llamado.

Fui valiente. No quise tomarme nada para el dolor antes de la ceremonia. Pasé la primera puerta con un cólico espantoso, sintiendo cada contracción de mi útero. Me arrepentí. Pero entonces, la abuela me transmitió un mensaje divino; me mostró que mis hijos necesitaban un renacer y que podía darles ese regalo a través de un embarazo sagrado dentro de la ceremonia. Inmediatamente después, vi mi vientre crecer hasta llegar a los nueve meses; sentí cada movimiento dentro de mí; y di a luz.

Lo viví todo. Sentí cada ola del parto, algo que jamás había experimentado porque mis dos hijos nacieron por cesárea. Vi nacer a mi primogénita y la amamanté con una felicidad indescriptible. No podía parar de llorar.

Entonces, sentí que alguien me tomaba del brazo.

—Mami, yo también quiero volver a nacer.

Era mi otro hijo.

—¿Estás seguro? —le pregunté.

—Yo tengo que volver a nacer, mamá —insistió.

Todo sucedió de nuevo. Mientras amamantaba a mi hija, volví a entrar en labor de parto. Sentí cada dolor y cada contracción, y vi el nacimiento de mi hijo. Ahora tenía dos bebés en mis brazos.

De repente, estaba ocupadísima, amamantando y cuidándolos, y seguía llorando de felicidad.

Fue muy poderoso sentir, por fin, lo que es un parto vaginal. El gozo fue indescriptible.

Al día siguiente, durante la integración, compartí mi experiencia riendo, con la felicidad de una nueva madre. Comprendí lo maravillosa que soy y mi capacidad para traer vida a este mundo. Hasta la fecha, sigo agradecida con la abuela por aquel renacer.

Puedo afirmar que la relación con mis hijos cambió después de esa ceremonia. Recuperé su confianza y ellos recuperaron las ganas de estar conmigo. Los recuperé a ellos.

El venado azul

El peyote es una de las medicinas que más me han marcado. La primera vez que lo probé fue con los huicholes, en el majestuoso desierto de Real de Catorce, en San Luis Potosí. En ese viaje, llegamos a la estación del tren y, de ahí, fuimos directo al desierto.

Una particularidad de la experiencia ceremonial con peyote es que uno debe adentrarse en el desierto para buscar su jícuri o venado azul (otros nombres para este enteógeno). El chamán nos dio la tarea de encontrar nuestra propia medicina, así que mi grupo y yo nos aventuramos en la búsqueda.

Al principio íbamos juntos —éramos unos 15—, pero, poco a poco, nos separamos hasta que, de repente, estuve sola, en medio de la nada. Vagué por casi una hora, con el calor del desierto intensificándose cada vez más. Para empeorar las cosas, había olvidado mi botella de agua, así que la deshidratación comenzó a hacer estragos en mi cuerpo.

A pesar de mis esfuerzos, el peyote seguía sin aparecer. Me encontraba completamente perdida en el desierto, con mucha angustia por el aterrador silencio que me rodeaba. Lo único que veía eran los rayos del sol y una gran cantidad de cactus.

Entonces, apareció ante mí un pájaro de colores exóticos y una belleza deslumbrante y, por instinto, comencé a seguirlo. Debieron de haber pasado unas dos horas cuando, de pronto, me encontré rodeada por una preciosa familia de peyotes, la mayoría de ellos de un intenso color rojo.

Corté algunos botones con un cuchillo de madera, como me habían enseñado. No se usa metal para evitar oxidar o dañar las raíces del cactus. El chamán nos había indicado cortar entre cinco y seis botones, cada uno del tamaño aproximado de la palma de una mano.

Intenté regresar, pero me fue imposible: estaba completamente perdida en el desierto, además de exhausta, quemada y deshidratada. No me quedó más opción que gritar pidiendo auxilio, mientras caminaba sin rumbo.

Poco después, comencé a escuchar la flauta del chamán, y aquel sonido me indicó hacia dónde dirigirme. Horas más tarde, encontré a alguien y, juntos, caminamos hacia la ceremonia.

Así que, incluso antes de ingerir el peyote, ya había vivido un viaje intenso y lleno de introspección. Buscar los botones y perderme en el desierto me llevó a reflexionar sobre lo difícil que puede ser encontrar nuestro camino en la vida, un cuestionamiento profundo sobre quién soy y qué hago aquí. Recuerdo momentos en los que lloré con desesperación, aterrada de no poder encontrar el camino. Más tarde, hablando con el chamán, comprendí que la búsqueda misma del jícuri también forma parte de este ritual.

Mi experiencia con el peyote fue profundamente purgativa. Por lo general, estas sustancias me provocan náuseas intensas y vómito, y esta vez no fue la excepción. Pasé mucho tiempo vomitando. Fue una experiencia larguísima —unas 12 horas—, muy visual y hermosa. La medicina me mostró que debo prestar más atención al caminar por este desierto de la vida para no perderme. Fui sola en busca de esos botones, pero el viaje me reveló que soy una persona muy social y que me beneficia estar en comunidad.

Después de mi viaje, hablé con la gente del pueblo y comprendí el impacto que está teniendo el turismo psicodélico en la región. A Real de Catorce han llegado personas de Japón, Canadá, Estados Unidos y otros países, las cuales arrancan peyotes de raíz y, en el proceso, los vuelven cada vez más difíciles de encontrar. De hecho, la familia de peyotes que encontré estaba compuesta por ejemplares jóvenes, de ahí su tonalidad rojiza. Estos botones contienen otro tipo de alcaloides, lo que explica el efecto tan purgativo de mi experiencia.

Debemos entender que no podemos arrebatarles su medicina a los pueblos originarios. En lugares como Real de Catorce, trabajar con peyote se ha vuelto cada vez más difícil, pues es necesario caminar largas distancias por el desierto para encontrar unos cuantos botones. Sería un grave error que estas tradiciones se perdieran o fueran usurpadas por personas sin vocación chamánica, motivadas nada más por el interés económico.

Mescalina

La mescalina no solo está presente en el peyote, sino también en un cactus alto llamado San Pedro, así como en otras especies del desierto. Estos cactus han sido valorados durante milenios por sus potentes propiedades alucinógenas, y utilizados en rituales y ceremonias religiosas por pueblos de América del Norte y América del Sur.

En el contexto moderno, la mescalina se clasifica como un alucinógeno clásico debido a su estructura química y a su mecanismo de acción en el cerebro, similar al de otras sustancias como la psilocibina y el LSD. Es decir, también interactúa con los receptores de serotonina.

Aunque su uso recreativo ha sido más limitado que el de otros psicodélicos —debido a lo laborioso que resulta viajar al desierto o la dificultad de conseguirlo fuera de este—, la mescalina ha despertado un creciente interés entre los psiquiatras integrativos por su potencial terapéutico en el tratamiento de trastornos mentales graves, especialmente, aquellos relacionados con las adicciones, y la depresión y ansiedad resistente.

A diferencia de otros psicodélicos, la mescalina provoca una experiencia más introspectiva. Su fase visual es breve y da paso a un viaje prolongado —de seis, ocho o más horas— caracterizado por una profunda claridad emocional y una intensa conexión espiritual.

Se dice que la mescalina facilita una evaluación personal profunda y una mayor comprensión de uno mismo. Esto, a su vez, puede impulsar cambios positivos y duraderos en la percepción y el comportamiento.

Los cactus

Aunque la mescalina está presente en diversas especies de cactus, aquí nos centraremos en los cuatro más estudiados desde la perspectiva antropológica.

1. *Lophophora williamsii* (Peyote): Este pequeño cactus sin espinas crece en el norte de México y el sureste

de Estados Unidos. Es utilizado en rituales sagrados por los huicholes y los navajos. Su contenido de mescalina en peso seco varía entre el 3 y el 6 %, lo que lo convierte en uno de los más potentes en términos de concentración de este alcaloide. De forma redonda y color verde grisáceo, desarrolla protuberancias llamadas *botones*, que son las partes utilizadas para el consumo, ya sea frescas o preparadas en té.

2. ***Echinopsis pachanoi* (San Pedro):** Originario de los Andes, este cactus es utilizado en ceremonias chamánicas conocidas como *mesas*. Su contenido de mescalina varía entre el 0.1 y 1.2 %, lo que significa que posee una concentración mucho menor en comparación con el *Lophophora williamsii*. De forma columnar y crecimiento relativamente rápido, el San Pedro puede alcanzar alturas considerables. Presenta costillas verdes prominentes, espinas cortas y flores blancas de gran belleza, las cuales solo florecen una vez en su vida.

3 y 4. ***Echinopsis macrogonus* (Antorcha peruana) y *Echinopsis lageniformis* (Antorcha boliviana):** Ambos son cactus columnares y de gran tamaño, aunque ligeramente más pequeños que el San Pedro. Sin embargo, su concentración de mescalina es más alta. La Antorcha peruana contiene entre 0.3 y 1.5 % de mescalina, y se distingue por su tonalidad azulada y sus largas espinas amarillas. Por su parte, la Antorcha boliviana presenta entre 0.4 y 1.2 % de mescalina; su color es verde claro y sus espinas, aunque largas y muy afiladas, son más cortas que las de la Antorcha peruana.

Historia

La mescalina tiene el mérito de haber sido el primer psicodélico aislado en la historia. Este logro se lo debemos al químico alemán Arthur Heffter, quien, intrigado por las ceremonias indígenas, consiguió aislarlo en 1897.

Esta medicina ha pertenecido principalmente a culturas indígenas, en especial a los huicholes, tarahumaras y navajos. En el caso de estos últimos —ubicados en el suroeste de lo que hoy es Estados Unidos—, un aspecto muy interesante es que, con la llegada de los españoles, sus ceremonias con peyote se fusionaron con el catolicismo, dando lugar a un sincretismo único.

Estas culturas indígenas consideran a la mescalina como un medicamento que induce experiencias visionarias capaces de guiarlos, sanarlos física y mentalmente, y conectarlos tanto con sus ancestros como con la naturaleza.

A partir del descubrimiento de Heffter, el químico austriaco Ernst Späth logró sintetizar la mescalina en un laboratorio, en 1919, lo cual permitió que otros científicos europeos investigaran sus efectos de manera más precisa y controlada.

Uno de los relatos que más han influido en la ciencia es el del psiquiatra alemán Kurt Beringer, quien, en 1927, publicó su obra *Der Meskalinrausch (La fiebre de la mescalina)*, en la que analiza detalladamente los efectos del enteógeno. En este estudio, Beringer describe patrones visuales recurrentes como espirales, túneles y telarañas, y explora las similitudes entre estas experiencias y ciertos estados psicóticos. Su trabajo es esencial para comprender los estados no ordinarios de conciencia y, a la fecha, es una referencia fundamental en la investigación psicodélica.

Más tarde, el libro influyente *Las puertas de la percepción*, del escritor y filósofo británico Aldous Huxley, popularizó el uso de la mescalina en Occidente, impulso al que también contribuyó el antropólogo estadounidense Carlos Castaneda. Al igual que el LSD, la mescalina fue adoptada por los movimientos contraculturales *hippies*.

En 1950, la mescalina comenzó a utilizarse en estudios experimentales, marcando la primera vez que se exploraba el uso de psicodélicos en el tratamiento de la salud mental. Curiosamente, los primeros pacientes en recibir mescalina fueron personas con esquizofrenia y psicosis, obteniendo resultados que, aunque no llevaron a una cura completa, sí parecían mejorar su estado de ánimo y proporcionarles mayor tranquilidad.

Sin embargo, en el contexto terapéutico, la mescalina fue rápidamente sustituida por el LSD, cuando su uso fue adoptado por la farmacéutica Sandoz, lo que la desplazó como la sustancia psicodélica preferida en tratamientos psiquiátricos.

Rituales y ceremonia

La mescalina, por medio del peyote y el San Pedro, ha sido un elemento central en los rituales de diversas culturas indígenas de América durante miles de años. Estas ceremonias no solo tienen un carácter religioso, sino que también funcionan como espacios de celebración comunitaria y como prácticas de sanación tanto corporal como espiritual.

Los rituales son fundamentales para esas comunidades, ya que les permiten reconectar con sus ancestros y espíritus. El uso del peyote es sagrado y significativo, y la preservación de estas prácticas debería seguir siendo reconocida y respetada como parte de una herencia cultural, pero esta tradición se ha visto amenazada por el turismo psicodélico depredador que hoy invade los desiertos.

En las comunidades indígenas, esta medicina se emplea desde una edad temprana. Los niños la consumen cuando aún son muy pequeños, y las mujeres embarazadas son invitadas a participar en las ceremonias para compartirla con sus fetos. Esta práctica contrasta con la medicina moderna, que está en contra de administrar cualquier sustancia durante el primer trimestre del embarazo para prevenir posibles riesgos para el bebé.

Las dos principales cosmologías involucradas con esta medicina son la huichol (originaria de Jalisco, Nayarit, Durango y Zacatecas) y la andina (propia de Sudamérica). Para los huicholes, el peyote representa la encarnación del venado azul, un mensajero del mundo espiritual; mediante su consumo, acceden a la dimensión de los dioses y reciben conocimiento sagrado.

En la cosmología andina, el San Pedro es concebido como un puente entre tres planos existenciales: la Kai Pacha (mundo terrenal), la Hanan Pacha (mundo celestial) y la Uku Pacha (inframundo). Con su uso, los chamanes pueden navegar entre estas dimensiones, comprender su propia vida y la de su comunidad, y obtener visiones que guíen su camino espiritual y colectivo.

Estas percepciones cosmológicas reflejan una idea del mundo basada en la interconexión entre lo humano, lo natural y lo divino. Para estas comunidades no existe una separación entre estos ámbitos; viven en una constante relación con su entorno. Me resulta fascinante cómo en todas estas ceremonias psicodélicas siempre se manifiesta, de alguna manera, una conexión profunda entre el cuerpo, el espíritu, los animales, la naturaleza y el universo entero.

Mecanismo de acción

La mescalina es un alcaloide perteneciente al grupo de las feniletilaminas, con una estructura química que comparte similitudes tanto con la dopamina y la norepinefrina como con otros psicodélicos clásicos, como el LSD y la psilocibina. Es curioso, su estructura también guarda semejanzas con la del MDMA, lo que explica por qué muchas personas que han consumido mescalina la describen como una experiencia comparable al MDMA.

En términos de efectos, la mescalina se distingue por ser un alucinógeno de acción relativamente corta, con propiedades introspectivas y menos estimulantes que otros psicodélicos. Quienes la consumen dicen sentir una profunda sensación de amor y conexión con todo lo que les rodea. Más que un psicodélico convencional, se le podría considerar un empatógeno, ya que facilita una apertura emocional y un sentido de unión con los demás.

Al igual que otros psicodélicos mencionados aquí, la mescalina interactúa con los receptores 5-HT2A, responsables de sus efectos alucinógenos, tanto visuales como auditivos. Además, también actúa sobre los receptores 5-HT2E y 5-HT1A, los cuales regulan el estado de ánimo y las emociones, lo que explica la sensación de paz y calma que suele invadir al psiconauta al final de su viaje.

La mescalina, al igual que otros enteógenos, potencia la conectividad cerebral y aumenta la actividad en la corteza visual. Además, estudios han demostrado que promueve la neuroplasticidad y el crecimiento neuronal, lo que ha llevado a su uso en el tratamiento de trastornos como las adicciones, el TEPT y la depresión.

La mayoría de quienes experimentan un viaje con mescalina presentan sinestesia, es decir, perciben sonidos como colores, sienten texturas en la música, entre otras combinaciones sensoriales. También suelen experimentar una alteración en la percepción del tiempo y el espacio: los minutos pueden sentirse como horas, y el tiempo, en general, puede parecer circular o en espiral.

La experiencia, como se mencionó, es extensa, con una duración de entre 10 y 14 horas, y se divide en tres fases principales:

1. **El inicio (alrededor de 2 horas):** Se presentan sensaciones físicas como hormigueo en las manos, náuseas y cambios leves en la percepción sensorial. También pueden aparecer ligeras alucinaciones visuales, como modificaciones en la tonalidad de los colores.
2. **El pico (entre 2 y 6 horas):** Es la fase más intensa, caracterizada por alucinaciones visuales complejas, sinestesia, disolución del ego y una alteración profunda de la percepción del tiempo. Se experimentan sensaciones de euforia y asombro.
3. **El descenso (entre 6 y 10 horas):** Las alucinaciones comienzan a desvanecerse y la experiencia se torna predominantemente introspectiva. En esta etapa, el psiconauta suele experimentar una profunda sensación de paz y claridad emocional. Es una fase suave, sutil y, en la mayoría de los casos, placentera.

Dosis

Una dosis baja de mescalina, de entre 100 y 200 mg, genera una estimulación leve y cambios sutiles en la percepción visual. Esta cantidad equivale a alrededor de dos o tres botones de peyote, y permite una experiencia en la que los efectos psicodélicos son perceptibles, pero sin alterar de manera significativa la conciencia ni la percepción del entorno.

Con una dosis moderada, de entre 200 y 300 mg, o el consumo de cinco o seis botones, las alucinaciones se intensifican y la sinestesia se hace evidente. En este nivel, la percepción del tiempo y el espacio se distorsiona, llevando al psiconauta a un viaje más profundo, donde las imágenes y las emociones adquieren una carga significativa y, en muchos casos, reveladora.

Una dosis alta, que supera los 300 mg o más de seis botones de peyote, es común solo en contextos ceremoniales dentro de comunidades indígenas con una tradición arraigada en el uso de este enteógeno. Este nivel de consumo suele inducir experiencias místicas y espirituales de gran intensidad, con visiones detalladas y una profunda sensación de trascendencia, conectando al individuo con dimensiones más amplias de la conciencia.

Minimización de riesgos

El viaje con mescalina está profundamente influenciado por el estado emocional de quien la consume. Si una persona entra en la experiencia con depresión o ansiedad, por ejemplo, estos sentimientos pueden amplificarse, lo que podría dar paso a un viaje altamente incómodo. Si, en cambio, el psiconauta llega más tranquilo, con una actitud de apertura y curiosidad, y una intención clara, su experiencia con el peyote puede ser hermosa y transformadora.

En cuanto al set, aquí aplica todo lo ya precisado en los capítulos previos: hay que tener cuidado con el tema cardiovascular y renal, además de tomar en cuenta qué otras medicinas se están ingiriendo y cómo está conformada nuestra dieta. Para el *setting*, se recomienda llevar el viaje en un lugar seguro y cómodo, por eso las ceremonias de peyote se realizan en la naturaleza, con música de cuerdas y flautas.

Impacto ecológico

La sobreexplotación del peyote ha provocado un grave desequilibrio ecológico y ha puesto en riesgo su supervivencia. Este cactus, esencial en diversas tradiciones espirituales y terapéuticas, crece de manera extremadamente lenta.

Un botón de peyote de alrededor de 5 cm de diámetro puede tardar más de 15 años en desarrollarse, y le toma entre 20 y 40 años alcanzar una concentración suficiente de mescalina para su uso ceremonial. Su extracción indiscriminada no solo amenaza a la especie, sino que también degrada el ecosistema desértico.

No solo el peyote está en riesgo, sino también el San Pedro. Aunque, este último presenta ciertas ventajas: su crecimiento es mucho más rápido y su extracción está mejor regulada.

En México, la situación es crítica debido a la expansión de la minería, una industria que ha devastado las zonas donde crece el peyote. Las operaciones mineras arrasan con el ecosistema, destruyendo no solo esta planta sagrada, sino también el equilibrio ambiental que la sustenta.

Con ello se pierden tanto la biodiversidad como la sabiduría ancestral. Los pueblos originarios ven amenazada su medicina, y su patrimonio cultural y espiritual. La escasez de peyote limita la realización de sus ceremonias y rituales, lo que los obliga a esperar largos periodos para que nuevos cactus crezcan y alcancen la madurez necesaria para su uso.

Debemos tomar conciencia sobre la importancia del uso ético y sustentable de estos cactus, y asegurar su preservación para las futuras generaciones. Es fundamental apoyar a las comunidades indígenas y respetar sus prácticas, reconociendo que el peyote no es solo una planta, sino un pilar de su cosmovisión y espiritualidad.

Testimonio: Mariana

Le dije al abuelo que estaba ahí para recibir su medicina. Ya estaba muy tomada por ella; sentía que flotaba.

La visión comenzó con los cuernos del venado. Luego apareció su rostro, su pecho... y ahí rompí en llanto. Sigo llorando, porque lo único que vi fue el esqueleto. Al mismo tiempo, vi a los muchos venados que habían sido cazados; algunos por mi papá, otros por los hombres de mi familia.

En mi diálogo con la medicina, no sabía cómo pedir perdón, ni con qué cara. Fue muy fuerte. Me acerqué físicamente al abuelo Rosendo, el marakame, y le conté lo que había visto; hablamos de cuando mi papá mataba venados, de la última vez que sucedió. Él solo me dijo que elevaríamos el rezo, y fue lo que hicimos; pedí con mucha fe por todos ellos, los que fueron cazados.

Después, llamaron a quienes participábamos por primera vez para que recibiéramos nuestro nombre. Llevé mi moneda, abrí los brazos, agradecí... y me llamaron Maxa Oka (Venadita). Me presenté ante el abuelo fuego con mi nombre Wirra, agradecí, y volví a mi lugar.

Estaba feliz con mi nuevo nombre cuando regresaron las visiones. El venado comenzó a recuperar su volumen, su cuerpo, su pelaje hermoso: estaba vivo; tanto que me convertí en venada. Ahora ya lo soy.

Mi llanto era tan hermoso que me hizo reír sin parar. Fue una ceremonia profunda y conmovedora. Aquella era una gran familia, una comunidad que acudió a su llamado.

Antes de que el abuelo Rosendo se fuera, me despedí. Le agradecí por escucharme, le compartí mi nombre y le pedí que me enseñara a pronunciarlo bien. En ese momento, mencionó cinco nombres y dijo:

—Todos estos nombres, incluido el tuyo, son poco comunes. Si llegan, es porque, para la medicina, son los elegidos.

Añadió que no siempre comparte lo profundo que es recibir un nombre así porque respeta la decisión de quienes lo reciben.

Mi mayor gratitud es hacia ese respeto porque ese nombre, y los caminos que la medicina me abrió, no me atan en contra de mi voluntad ni me amarran energéticamente. Me sentí libre.

HONGOS PSILOCIBIOS

El mono drogado

La psilocibina es un compuesto psicoactivo presente en ciertos hongos, conocidos como «hongos mágicos» o «alucinógenos». Su uso se remonta a tiempos ancestrales, especialmente en culturas indígenas de México, donde se empleaba en rituales religiosos y ceremonias de sanación. Las sustancias psicodélicas han acompañado a la humanidad durante toda su historia. Una hipótesis fascinante y controversial, propuesta por el etnobotánico y filósofo Terence McKenna, sugiere que la conciencia humana pudo haber evolucionado, en parte, gracias al consumo de hongos alucinógenos por primates ancestrales, lo que les permitió conectarse con lo místico y experimentar procesos de neuroplasticidad; esta teoría especula que el consumo de psilocibina pudo haber favorecido cambios en la sociabilidad y en la percepción del entorno.

Entre las sustancias psicodélicas, la psilocibina destaca por ser una de las más seguras, con pocos efectos secundarios. Esta molécula no genera dependencia física ni psicológica, y su uso repetido en días consecutivos tiende a ser ineficaz debido al rápido desarrollo de tolerancia.

Investigaciones clínicas recientes han retomado el estudio de la psilocibina, explorando su potencial terapéutico, y han demostrado que, bajo supervisión médica y en entornos controlados, esta molécula puede inducir experiencias que favorecen el bienestar emocional y reducen los síntomas de depresión y ansiedad de manera significativa.

La psilocibina, presente en hongos del género *Psilocybe*, combina tradiciones ancestrales con ciencia moderna. Los hongos que la contienen han sido utilizados durante siglos, principalmente por culturas indígenas de Mesoamérica como los mazatecos, mixtecos y zapotecos, quienes los llamaban *teonanácatl* («carne de los dioses») y los usaban en rituales religiosos y ceremonias curativas. Estos hongos eran considerados una herramienta para comunicarse con lo divino y explorar el mundo espiritual.

En el ámbito científico, la psilocibina fue aislada por primera vez en 1958 por Albert Hofmann, el mismo químico suizo que descubrió el LSD. Hofmann identificó y sintetizó la psilocibina a partir de muestras recolectadas en México por el banquero y etnomicólogo estadounidense R. Gordon Wasson, quien ya había documentado ceremonias con hongos en la Sierra Mazateca. El trabajo de Hofmann marcó el inicio de la investigación científica sobre la molécula y su potencial en la psiquiatría.

Durante los sesenta y setenta, la psilocibina despertó gran interés entre la comunidad médica y científica. En esa época, investigadores exploraron su potencial para tratar desórdenes mentales como la depresión, la ansiedad y las adicciones. Sin embargo, el movimiento contracultural asociado al uso recreativo de sustancias psicodélicas llevó a su prohibición en muchos países, lo que frenó las investigaciones por décadas.

En años recientes ha resurgido este interés gracias a estudios clínicos que han demostrado su eficacia en contextos terapéuticos. Instituciones de renombre como la Universidad Johns Hopkins, liderada por Roland Griffiths, y el Imperial College London, bajo la dirección de Robin Carhart-Harris, han publicado investigaciones que confirman los beneficios de la psilocibina para tratar la depresión y la ansiedad en pacientes terminales.

Funcionamiento y efectos

La psilocibina actúa en el cerebro después de convertirse en psilocina, que es su forma activa. Esta molécula interactúa con los receptores de serotonina, un neurotransmisor clave que regula el estado de ánimo, la percepción y la cognición. La psilocina se une a los receptores 5-HT2A, principalmente en la corteza prefrontal, una región asociada con la toma de decisiones, la introspección y la percepción.

Los efectos que produce este mecanismo son únicos:

- **Mayor conectividad cerebral:** Facilita la comunicación entre regiones del cerebro que normalmente no interactúan, y eso ha sido comprobado con estudios de resonancia magnética funcional (RMF). Esto podría explicar las experiencias intensas de introspección y sensaciones de unidad que muchas personas describen.
- **Disolución del ego:** Al reducir la actividad en la red neuronal por defecto (RND) —un sistema cerebral relacionado con

el sentido de identidad y el pensamiento autorreferencial, que es un tipo de modo piloto automático de nuestra mente donde surgen pensamientos espontáneos, recuerdos y creatividad—, permite a las personas separarse de patrones mentales rígidos y generar nuevas perspectivas, lo que lleva a una introspección profunda y a la reestructuración de patrones conductuales.

- **Restablecimiento emocional:** Los cambios temporales en la percepción y la cognición pueden ayudar a restablecer patrones emocionales disfuncionales, como aquellos asociados con la depresión y la ansiedad.

En términos generales, la psilocibina actúa como un reinicio del cerebro que ayuda a las personas a salir de ciclos de pensamiento negativos y a explorar formas más saludables de procesar sus emociones. Este potencial la ha posicionado como una prometedora herramienta terapéutica para el tratamiento de trastornos mentales en un marco controlado y supervisado.

Un ejército de mamás

La psilocibina es uno de los psicodélicos en los que más tardíamente incursioné como psiconauta. Siempre me había despertado una gran curiosidad, pero, si algo he aprendido, es que estas plantas de poder te llaman; y a mí el hongo no me había llamado.

Después del nacimiento de Jerónimo, cuando nos dieron su diagnóstico de neurodivergencia y se mostró resistente a los fármacos convencionales, me puse a buscar alternativas más naturales que mejoraran su salud mental.

Una de las alternativas que encontré, recomendada de forma anecdótica por mamás de niños con autismo y TDAH, fue el uso de psilocibina en microdosis. Estas mamás, al igual que yo, estaban desesperadas, ya que sus hijos no podían concentrarse, tenían problemas de aprendizaje o mostraban conductas disruptivas en la escuela. En situaciones más difíciles estaban las mamás de niños con autismo, una condición que, debido a su complejidad, es particularmente resistente a los tratamientos con fármacos convencionales.

Las mamás con hijos que se medicaban con microdosis de psilocibina, por lo general, describían una constante mejora en el bienestar de sus hijos. Algunos de los pacientes no verbales habían logrado hablar, otros ahora veían a los demás a los ojos, y otros habían superado el obstáculo de la hiperconcentración[1] para diversificar sus actividades, entre muchas otras mejoras reportadas. Todo esto me dejó muy intrigada, pues aunque Jerónimo no está en un extremo grave del espectro, sí tiene algunos rasgos de esa condición.

Seguí investigando casos anecdóticos y médicos de niños tratados con microdosis de psilocibina, en particular, para temas de TDAH. De este modo, llegué a un grupo de micólogos egresados del Instituto Politécnico Nacional (IPN); la búsqueda fue exhaustiva, y este grupo fue el que me pareció más confiable, así que me entrevisté con ellos.

De la misma manera que con el cannabis, profundicé en el estudio de los hongos psilocibios. Leí todo el material académico disponible y visité a diversas curanderas y diferentes chamanes

---

[1] El reto con la hiperconcentración, también llamada *hiperfoco*, es que la persona se vuelve muy buena en algo, pero descuida otros aspectos importantes de su vida.

en las localidades que los utilizan. Busqué también a personas que habían tenido viajes psilocibios para que me contaran sus experiencias. Aprendí que, en muchas comunidades, les dan psilocibina a sus niños y, después de muchos años de hacerlo, no tenían reportes de que les hubiera hecho algún daño neurológico.

Asimismo, recordé lo beneficiosa que era otra planta, el cannabis, para tratar el síndrome epiléptico Lennox-Gastaut en niños; sus papás, que eran quienes los «drogaban», fueron un catalizador importante para que en México se reconociera al cannabis como medicamento.

Sabía que, antes que darle cualquier sustancia a mi hijo, debía experimentar, de primera mano, sus efectos, así que fui a San José del Pacífico, en Oaxaca, un pueblito famoso por sus hongos. Quería saber cómo la psilocibina interactuaba con mi ansiedad, mi depresión y mi mente en general.

La experiencia que tuve allí fue preciosa, aunque difícil. Sin entrar en detalles, puedo reportar que, en mi historial de salud mental, ese momento marcó un antes y un después. Con los hongos sentí como si alguien me hubiera quitado una capa de miedo y angustia de la que nunca me había podido liberar. La mejora no solo se presentó durante el viaje; hasta la fecha en que escribo esto, esa capa no ha vuelto a aparecer. Por supuesto, todavía tengo mis días de inquietud y depresión, como todos, pero este torbellino de constante negatividad parece que se ha ido para siempre.

Volví a casa convencida del poder de los «niños santos», que es como les dicen a estos hongos en Oaxaca; aquí había algo especial. Continué experimentando conmigo misma, ahora en microdosis.

El género *Psilocybe* comprende alrededor de 350 especies de hongos distribuidos en todos los continentes, menos en la Antártida. De estas, al menos 116 contienen psilocibina, el principal compuesto psicoactivo responsable de sus efectos alucinógenos.

Además de los *Psilocybe*, existen otras especies de hongos pertenecientes a otros géneros (*Gymnopilus, Panaeolus, Copelandia, Hypholoma, Pluteus, Inocybe, Conocybe, Panaeolina, Gerronema, Agrocybe, Galerina y Mycena*) que contienen psilocibina y compuestos relacionados.

La clasificación científica se basa en características morfológicas, genéticas y químicas, considerando aspectos como la estructura del hongo, la secuenciación del ADN y la presencia de compuestos activos como la psilocibina, la psilocina, la baeocistina y la norbaeocistina (otros alcaloides presentes en los hongos). Es importante destacar que la potencia de los hongos psilocibios varía según la especie y las condiciones de crecimiento, y no está determinada por su color.

Después de recopilar información de textos académicos de todo el mundo, decidí contactar a expertos de instituciones educativas como Stanford, Yale, King's College y la Universidad de Tel Aviv, todas ellas universidades serias en el campo de las neurociencias que estaban destinando muchos recursos a la investigación de tratamientos con hongos. Estos académicos fueron muy generosos con la información que habían recabado, y me compartieron los protocolos y estándares de microdosificación.

Con todo ese conocimiento, continué experimentando en mí misma con diferentes miligramajes y tipos de hongo. Paralelo a esto, tenía pacientes que llegaban conmigo y a los cuales, por lo general, no les habían funcionado los tratamientos tradicionales, por lo que se mostraban interesados en probar microdosis de psilocibina para tratar sus desórdenes y trastornos; estos pacientes se medicaban con pastillas o extractos, y acudían conmigo para que monitoreara su evolución.

Fue entonces que me introduje en el tema de la psiquiatría integrativa para acompañar a mis pacientes; experimentaba con psilocibina y adaptógenos,[2] suplementos y cambios en su dieta. Empecé a hacer mancuerna con nutriólogos, médicos funcionales y especialistas en nutrición psiquiátrica, que es una nueva especialización muy interesante enfocada en la relación entre alimentación y salud mental.

Después de varios meses, observé una mejora significativa en aquellos pacientes que se medicaban con microdosis de hongos. Vi, por ejemplo, a pacientes que abusaban o dependían del alcohol que me contaban que ahora, cuando iban a fiestas, ya no se les antojaba emborracharse, o a fumadores compulsivos que ya no aguantaban el cigarro. Sin embargo, sería irresponsable de mi parte no enfatizar que estos casos no fueron de gente que simplemente tomó microdosis de psilocibina y todos sus problemas desaparecieron, sino que había un enfoque integral acompañado de un proceso terapéutico muy completo y humano.

Entre las personas con depresión resistente que experimentaban con psilocibina se empezó a correr la voz sobre una psiquiatra que los podía guiar en el lado terapéutico, así que, de repente, estaba inundada de pacientes con esas características, algo que impulsó mi conocimiento sobre la molécula.

Una molécula tranquilizante

No podemos hablar de psilocibina sin también resaltar su ya mencionado «efecto *entourage*». Aunque este término es más comúnmente asociado con el cannabis, algunos investigadores

---

[2] Sustancias naturales que ayudan al cuerpo a lidiar con el estrés.

han sugerido que los hongos psilocibios podrían tener un efecto sinérgico gracias a la interacción de compuestos como la psilocibina, la baeocistina y otros alcaloides presentes en ellos. Ciertos estudios han explorado la posibilidad de que los hongos psilocibios puedan tener efectos indirectos sobre el sistema inmunológico, endocrinólogo y endocannabinoide, pero, hasta ahora, los mecanismos no se comprenden en su totalidad y requieren mayor validación científica.

Es posible que, por lo anterior, los hongos puedan mejorar los pronósticos en enfermedades autoinmunes como el lupus, la artritis reumatoide, la fibromialgia y el dolor crónico. También, como ya compartí de manera anecdótica, pueden ayudar con adicciones al tabaco, al alcohol e, incluso, al juego.

La estructura de la psilocibina es muy similar a la de la serotonina: si se observan estas dos moléculas lado a lado, es muy difícil diferenciar una de la otra; esto nos da una gran pista en cuanto al efecto euforizante que tienen los hongos en la mayoría de quienes toman dosis micro o medias, o el efecto casi místico que se siente después de una macrodosis. Cuando se consumen hongos, se produce un incremento repentino de serotonina en el cerebro.

La ciencia, desde los sesenta y setenta, ha capturado imágenes de cerebros bajo los efectos de la psilocibina y ha concluido que, obviamente, el receptor más importante con el que interactúa esta molécula es el 5-HT2A, un receptor serotoninérgico[3] del cual ya hablé y que está involucrado en los sentimientos de paz, calma y toma de decisiones. Estudios de neuroimagen también han sugerido que la psilocibina puede reducir la actividad

....

[3] Otros psicodélicos serotoninérgicos son la mescalina, la toxina del sapo bufo y el DMT.

de la amígdala, una región cerebral que controla las emociones y los sentimientos,[4] lo que podría contribuir a la disminución del estrés y el miedo.

La amígdala cuenta con muchos receptores 5-HT2A, por lo que se requiere mucha serotonina para apagar el incendio cuando está prendida. Por eso, los hongos nos permiten actuar con más calma, alejando el estrés y el miedo que suelen acecharnos.

Fue a partir de la clasificación de la psilocibina como serotoninérgica que comenzamos a entender por qué los hongos pueden ser antidepresivos y ansiolíticos, y ahora también sabemos que son herramientas útiles en el tratamiento del TEPT. Aunque los hongos psilocibios suelen tolerarse bien en entornos controlados, pueden presentarse efectos secundarios transitorios como náuseas, ansiedad pasajera o experiencias emocionales intensas, sobre todo en dosis elevadas, pero nada comparado con los que provocan los fármacos antidepresivos convencionales.

Consumo

En términos generales, hay dos maneras de consumir estos hongos, ya sea que estén secos o frescos. En el contexto ceremonial, la gente suele ir a bosques donde crecen de forma natural, y caminar hasta encontrar un grupo de hongos alucinógenos. Sin embargo, esta práctica es peligrosa si uno no es experto en la materia porque muchos hongos que encontramos

....

[4] Cuando estás en una situación de peligro, por ejemplo, la amígdala se enciende para que estés muy alerta.

en el bosque son venenosos y su toxicidad puede llevar incluso a la muerte.

A quienes me comentan que quieren consumir hongos frescos en el bosque, yo siempre les recomiendo que sea de mano de alguien que conozca bien la zona. De preferencia, el guía debe ser un micólogo experimentado o, por lo menos, una persona que tenga claro qué hongos son psilocibes y cuáles no.[5] Si es en un contexto ceremonial, es recomendable que los guías tengan una historia dentro del grupo étnico de la localidad.

Otro aspecto que debemos tener presente con los hongos frescos es que, por la humedad, pesan más que los secos, por lo que la dosificación es distinta. Además, como los frescos por lo general se consumen en un entorno ceremonial, el cálculo en cuanto a la dosificación de cada participante no es tan preciso; sin mencionar que la psilocibina en hongos frescos puede degradarse más rápidamente si estos no se manipulan de forma adecuada.

El hongo seco, por su parte, se consume en micro y macrodosis. En el caso de la microdosificación, los estudios disponibles son limitados y han mostrado resultados mixtos; mientras algunos reportan beneficios como mejoras en el sueño, la dieta y el estado de ánimo, y cambios interesantes sobre el autocuidado, otros sugieren que estos beneficios podrían estar relacionados con el efecto placebo. Aunque no se conoce todavía el mecanis-

....

[5] Muchos dicen que una manera rudimentaria de reconocer a los hongos psilocibes es que, cuando los cortas, te tiñen las manos de azul. Esa es una oxidación provocada por el contacto directo de los rayos del sol con la psilocibina. Sin embargo, alrededor de 40 % de los hongos mágicos no tienen esa reacción química. Además, hay muchos hongos venenosos que contienen otros alcaloides que provocan esta misma reacción.

mo de la microdosis,[6] sabemos que sí funciona en un alto porcentaje de pacientes; se necesitan investigaciones más amplias y controladas para entender su mecanismo de acción.

El protocolo estándar para la toma de psilocibina en macrodosis empieza con una revisión médica del paciente. Esto es en parte porque lo más riesgoso de estas moléculas son sus efectos cardiometabólicos, principalmente los relacionados con el corazón, ya que la psilocibina puede tener efectos transitorios sobre el sistema cardiovascular, como aumentos leves en la presión arterial y en la frecuencia cardiaca. Por ello, se recomienda precaución en pacientes con condiciones preexistentes, como hipertensión no controlada o enfermedad cardiaca; esto quiere decir que, si un paciente, por ejemplo, tiene más de 50 años, obesidad e hipertensión, habría que mandarlo a hacerse un electrocardiograma antes de que pueda someterse a una macrodosis. Aunque no hay registros de muertes por psilocibina, sí se han reportado problemas como crisis hipertensivas o angina de pecho en pacientes que ya tenían alguna enfermedad preexistente.

La psilocibina es metabolizada en el hígado, principalmente, convirtiéndose en psilocina, su forma activa. Aunque esto no representa una carga metabólica significativa en individuos sanos, se recomienda precaución en pacientes con insuficiencia hepática o renal.

La psilocibina también cambia la temperatura corporal. La gran mayoría de los sujetos vive un frío congelante durante

....

[6] Generalmente, las cápsulas de microdosis de psilocibina son de entre 100 y 500 mg. De los 500 mg a los 1.5 g, se considera una dosis media. Las macrodosis suelen ser de entre 1.5 y 3 g, aunque hay chamanes que utilizan dosis de entre 5 y 9 g.

parte de su viaje,[7] por lo que se recomienda que los pacientes se vistan con capas cuando vayan a tomar una macrodosis, y que se las quiten gradualmente hasta que su temperatura sea manejable.

Los pacientes también reportan náuseas y vómito, aunque no con tanta frecuencia como con otros psicodélicos. En Estados Unidos es muy común que las macrodosis de psilocibina vayan acompañadas de un antiemético oral.[8] La psilocibina también genera una hinchazón del sistema digestivo y causa gases, aunque esto, por lo general, no provoca la diarrea.

Todo lo anterior es en cuanto a lo físico, pero el paciente también debe pasar una revisión psíquica básica y estar medianamente sostenido si quiere tratarse con medicinas psicodélicas. Si alguien está, por ejemplo, en medio de una terrible crisis depresiva que incluye ideación suicida, habría que prepararlo y estabilizarlo emocionalmente incluso antes de darle microdosis de psilocibina, y ni hablar de una macro.

Para esta preparación psíquica, el paciente debe trabajar con un experto, ya sea un psiquiatra o psicólogo, que además esté bien versado en el tema de los psicodélicos, ya que, bajo los efectos de los hongos mágicos, puede revivir traumas de su pasado. Por ejemplo, un paciente que sufrió abuso sexual puede «ver» a su agresor durante el viaje. Por eso, es importante que esté acompañado en el proceso.

Los guías de estas experiencias deben ser expertos en cómo navegarlas, sobre todo si son difíciles. Yo siempre les digo a mis pacientes que los remos más importantes para navegar las experiencias psicodélicas son su respiración; de esta manera

....

[7] Otros, como lo veremos en el testimonial de Laura, sufren de calor.
[8] Fármaco que controla las náuseas y el vómito.

pueden redirigir su canoa para alejarse de los rápidos y las cascadas e incorporarse a un río calmo.

Con frecuencia, el paciente bajo el efecto de la psilocibina puede desorientarse y perder la noción de su ubicación física. En estos casos, técnicas como abrir los ojos, tocar el cuerpo o realizar un movimiento físico consciente pueden ayudarlo a recuperar la noción de su entorno y su presencia física.

El consumo de psilocibina no solo implica experimentar una sustancia, sino abrir una puerta hacia un proceso profundo que abarca tanto lo físico como lo emocional y psicológico. Más allá de los efectos inmediatos, su uso responsable requiere guías capacitados y una preparación adecuada. Solo con este enfoque integral se puede aprovechar al máximo su potencial terapéutico y evitar riesgos innecesarios, transformando una experiencia en una herramienta valiosa para el bienestar personal.

Integración

Lo más importante de una experiencia con hongos —tanto de micro como de macrodosis— es lo que ocurre después del viaje, a lo que llamamos la *integración psicodélica*. Esto ocurre porque estos viajes generan muchas preguntas que requieren reflexión y orientación. Yo he tenido pacientes que han vivido experiencias psicodélicas, en México o en Estados Unidos, en las que nadie se encargó de integrarlos y volvieron a la realidad envueltos en una crisis de pánico. En estos viajes, el cerebro del paciente recibe una sobrecarga de serotonina, seguida de un periodo de ajuste o «resaca» para el cual debe estar preparado.

La integración puede realizarse por medio de diversas actividades como la pintura, la escritura de bitácoras o la danza, entre otras. La clave es darle al paciente una manera de transformar su reciente experiencia en algo que tenga sentido y que además pueda visualizar desde diferentes perspectivas y objetivos.

Por desgracia, en México y Latinoamérica hay pocos expertos verdaderos en guiar a los pacientes durante el viaje y en la subsecuente integración. Además, en mi opinión, quien quiera ser guía no solo debe tener la preparación académica requerida, sino también tener experiencia como psiconauta, ya que ¿cómo puede un guía preparar a un paciente para una experiencia con psilocibina si no la ha vivido?

Para mí, un mal resultado de un viaje de psilocibina tiene dos formas:

- El mal viaje ocurre cuando el paciente tiene una experiencia muy intensa, sin una guía adecuada y un proceso de integración posterior.
- El viaje neutro es aquel en el que la persona consume hongos solo para pasarla bien —en una fiesta o un concierto—, pero no hace nada para aprovechar esa experiencia.

Esos mismos resultados malos con la psilocibina se podrían transformar en buenos si tan solo la persona se hubiera integrado de manera correcta.

La psilocibina, con su capacidad para abrir puertas al autodescubrimiento y a estados emocionales complejos, no debe tomarse a la ligera. Su potencial terapéutico y transformador reside tanto en el cuidado con el que se administra como en la guía adecuada durante y después del viaje. Este equilibrio entre preparación, experiencia e integración es lo que realmente define el éxito en el uso de los hongos mágicos, transformando lo que podría ser un mal viaje en una herramienta poderosa para la sanación y el crecimiento personal.

Testimonio: Laura

Esta experiencia que tuve no fue un simple «vamos a echarnos unos hongos al bosque con amigos». Todo estaba supercuidado y preparado por la guía y su asistente.

Después de tomar los hongos, sentí mi cuerpo pesado, como si algo me empezara a arrastrar hacia abajo; hubo un momento en el que me sentí como si estuviera hecha de plomo y fuera a atravesar el suelo. Mi mente, como suele hacerlo, empezó a sabotearme: «No te va a pegar, no te va a pegar». Nuestra guía nos había contado que, de todas las personas con las que había hecho ceremonias, solo dos no habían podido conectar con la sustancia, y yo ya me veía como una de esas. Pero ya estaba en el viaje, aunque apenas en el inicio. Fue en ese estado que vi una palabra frente a mí: insuficiente.

Después de eso hay cosas que ya no recuerdo bien, pero sé que, de repente, estaba en el útero de mi mamá. La escuchaba llorar, y no paraba. En ese momento, la canción que estaba sonando en el cuarto me atravesó completamente, y sentí el dolor de mi mamá; era como si estuviera rogando: «No puedo perder a este bebé», porque había perdido uno antes. Entonces, algo me dijo: «Tú elegiste este camino. Elegiste a tu mamá sabiendo que nunca ibas a llenar ese hueco, porque ella nunca va a olvidar ese dolor. Eso es lo que debes soltar».

Cuando me quité el antifaz de seda que nos habían puesto, no vi nada (durante todo el viaje, irónicamente, solo veía cosas cuando tenía puesto el antifaz). Allí pensé que necesitaba más psilocibina; nos habían dicho que podíamos pedir más, y sentí que era el momento adecuado. La asistente de la guía se acercó para ver si estaba bien, pero yo no podía hablar, solo la miraba; en eso, la guía preguntó si alguien quería más y yo respondí:

—Justo eso te iba a decir.

Con esos 200 mg más, todo explotó. Otro participante, muy cerca de mí, empezó a gritar, seguramente como consecuencia de un mal viaje.

—No puedo con él —le dije a la guía.

—Yo te ayudo —respondió, y movieron mi colchoneta lejos de él. Sentí mucha culpa por haberlo dejado solo; no quería que se sintiera mal.

Entonces, la guía me dijo algo que se me quedó grabado:

—A veces haces cosas creyendo que van a afectar al otro de alguna manera, pero no es así.

Después de eso, pude cerrar los ojos y relajarme. La asistente se me acercó, me abrazó y empezó a sobarme la espalda. Escuchaba a los demás llorar y gritar, pero yo no podía hacerlo y eso me hizo pensar: «¿Lo estoy haciendo mal?». Le pregunté a la asistente, y me respondió que allí no había ni bien ni mal, y que las cosas solo eran y ya. Me enojé y pensé: «Esta morra es una pendeja. Pinche vieja...»; luego, la guía se acercó y me dijo:

—Creo que eres muy dura contigo misma. Recuerda que no hay ni bien ni mal.

En ese momento sentí mucho calor y empecé a sudar. Necesitaba salir.

Afuera, entre los árboles, sentí el aire fresco, y todo empezó a mejorar. Agarré una silla para escribir en mi cuaderno, pero la pluma se transformó frente a mis ojos. Me eché a reír; de hecho, no podía parar de hacerlo. Entendí, de repente, que el universo tiene un humor ácido, y me reía tan fuerte que los demás participantes podían oírme desde el cuarto; fue una risa como nunca había experimentado.

En algún punto, el hombre del mal viaje entró en mi cabeza. Comencé a escucharlo telepáticamente, y él a mí (esto lo confirmamos después, cuando todos cenamos juntos). Me decía que me divirtiera, y yo le pedía que saliera de mi mente. En un momento, me dijo:

—Si me escuchas, voltea —lo hice, y él me estaba mirando también. ¡Lo juro!

Después, fui a la cocina, pero solo pensaba: «¿Por qué me estoy riendo tanto? ¿No se supone que vine a llorar, a externar aquí todo mi sufrimiento?». Le confesé a la guía que no podía parar de reír.

—¿Qué te da risa? —me preguntó.

—¡Que el mundo es bien pinche absurdo!

Regresé al cuarto, me puse la venda y me dejé llevar por la música. Veía puntitos de colores que parecían ojos y me miraban. Olí a mi papá, sentí su camisa suave. Vi escaleras infinitas con ojos y dientes, y una puerta que me llevó a un lugar donde mi papá parecía un dibujo hecho por un niño. Entendí que esa era su alma y que él deseaba que yo disfrutara mi vida.

Otra voz me dijo:

—Ya llegaste. Siempre has estado buscando amor, pero ya llegaste.

Sentí miedo.

—¿Qué voy a hacer con tanto amor y felicidad?

La voz respondió:

—El asombro te va a guiar. Cada vez que te asombres, sabrás que estás en el camino correcto.

Vi a mi mamá como una luz. Sentí la tristeza que viviré cuando ella muera, pero también supe que todo estará bien y que, al final, esa tristeza se irá. La voz me dijo:

—No tienes que hacer nada, no tienes que luchar. Todo va a llegar a ti. Vas a estar bien.

El día que vi la música

El LSD nunca fue un enteógeno que me llamara la atención, así que lo probé relativamente tarde, cerca de los 28 o 30 años. Mi intención para ese viaje era artística: quería conectar con la música. Siempre he tenido una relación muy especial con ella y había escuchado que muchos de mis grupos favoritos —los Beatles, por ejemplo, o Pink Floyd— se habían inspirado en el LSD para componer algunas de sus canciones.

Esto ocurrió hace veinte años, cuando conseguir LSD no era, ni de cerca, tan sencillo como ahora. Lo primero que hice fue preguntarles a algunos amigos que eran asiduos a la psicodelia, y uno de ellos me contactó con un *dealer* particularmente hermético que no daba la cara y que hasta disfrazaba su voz por teléfono; para no hacer el cuento largo, al final llegó a mi casa un mensajero en bicicleta con ocho cuadritos de papel secante, cada uno del tamaño de un sello postal, impregnados con LSD líquido.

Mis amigos me habían recomendado empezar con un solo cuadrito, que por lo general contiene unos 100 microgramos (µg), es decir, una millonésima parte de un gramo (los psiconautas promedio suelen consumir entre 50 y 200 µg para entrar en un viaje psicodélico). Así que me aventuré: preparé mi *setting*, que en este caso era la sala de mi casa, puse una *playlist* con mis grupos de *rock* favoritos, me senté en el sillón y coloqué el cuadrito sobre mi lengua.

Después de media hora sin sentir gran cosa, pensé que el cuadrito no surtiría efecto. Pero unos veinte minutos después, mientras bailaba una canción de Pink Floyd, empecé a alucinar formas caleidoscópicas. Cuando cerraba los ojos, se intensificaban, vibrantes y luminosas. Noté que el piso bajo mis pies respiraba y que las paredes seguían el ritmo de la música. La luz de la sala se tornó más cálida, casi dorada, y las sombras danzaban. En el suelo aparecieron texturas que solo puedo describir como pequeñas olas en un lago tranquilo. Distinguía cada instrumento con absoluta nitidez y sentía los tambores resonando dentro de mi pecho.

Media hora después de iniciado el viaje, no solo veía y escuchaba distinto, sino que también sentía de otra manera. La percepción de mi cuerpo se volvió difusa; no sabía dónde terminaba yo y dónde empezaba el mundo exterior. Esa sensación me llevó a una disolución del ego en la que me fundí con el todo: con el sillón bajo mi cuerpo, con mi departamento, con el aire, con el mundo entero y con el infinito universo.

De repente, experimenté una claridad fulminante sobre el propósito de mi existencia. Comprendí que todos los seres estamos interconectados y que la separación entre humanos y animales, y entre lo sintiente y lo no sintiente, es solo una ilusión. Con esta revelación, me invadió una oleada de empatía y amor. Sentí el dolor de la humanidad como si fuera propio y vi escenas de guerras, hambrunas y pérdidas a lo largo de la historia, donde el sufrimiento era el protagonista.

Durante el viaje, también emergieron muchos recuerdos de mi infancia. Reviví experiencias traumáticas, como el terremoto de 1985; sentía la tierra temblar bajo mis pies y, frente a mí, reaparecieron algunas de las aterradoras escenas que presencié aquella mañana. Vi a mi abuelo en el accidente automovilístico en el que murió y a mi padre en el cuarto de hospital donde pasó sus últimos días. Cada uno de esos recuerdos se desplegó ante mí como un mosaico, una película de mi pasado. Pero también vi imágenes de mi futuro: me vi anciana, junto a un hombre joven; en ese momento no lo supe, pero con el tiempo entendí que era mi hijo ya adulto.

Mi viaje duró alrededor de nueve o diez horas, y hacia el final se volvió agotador. No tenía noción del tiempo transcurrido, así que cuando miré mi reloj sentí un fuerte pánico. Me aterraba la posibilidad de no regresar. Bebí agua, comí fruta y, poco a poco, recuperé la calma hasta relajarme por completo. Durante buena parte del viaje había estado bailando, así que mi cuerpo también estaba exhausto.

Al final, conseguí estar lo suficientemente tranquila para acostarme en un sillón, cerrar los ojos y respirar profundo, con la intención de que el viaje terminara. Las visiones comenzaron a desvanecerse, y comprendí que estaba volviendo a la realidad.

Recuerdo que, después, dormí muchísimo y que, al despertar, sentí una calma como pocas veces en mi vida. Durante los días siguientes, todo en mi entorno irradiaba tranquilidad y amor. Me sentía vibrante, feliz y clara.

Algo que no hice —porque en ese entonces no sabía de su importancia— fue integrar mi experiencia. Hoy, al recordar en detalle lo que viví con el LSD, creo que habría sido algo maravilloso para mí, porque el enteógeno me hizo revivir cada uno de mis traumas. Lo asombroso fue que cada una de esas memorias estuvo acompañada por un profundo sentimiento de que todo estaba bien.

A partir de esa experiencia, viví una transformación profunda. Aunque en el futuro seguiría enfrentando episodios de fuerte ansiedad, esa vivencia me permitió conectar más fácilmente con el ahora, sobre todo al meditar.

La bicicleta de Hofmann

Casualmente, la molécula del LSD también proviene de un hongo, el cornezuelo (*Claviceps purpurea*), el cual contamina el trigo. Es curioso que, a pesar de todo lo que se habla sobre los hongos psicodélicos, casi nadie menciona este.

Formalmente, el LSD surge en el siglo XX dentro de la química farmacéutica, en el contexto de la búsqueda de nuevos medicamentos para la circulación. Fue Albert Hofmann, un químico suizo que trabajaba en la compañía farmacéutica Sandoz, quien lo descubrió mientras investigaba las propiedades vasoconstrictoras del cornezuelo, sin saber aún de sus efectos psicodélicos.

Fue así como Hofmann sintetizó, en 1938, distintas variantes del LSD. Mientras experimentaba con esta molécula, se quitó el guante por un momento y así su piel absorbió una diminuta gota del enteógeno, lo que le provocó una intensa euforia y una alteración mental en la que vio imágenes caleidoscópicas; también percibió el tiempo y el espacio de una forma completamente nueva.

Impactado por estos efectos, decidió explorar más a fondo el otro lado del LSD. El 19 de abril de 1943, ingirió —ahora intencionalmente— una dosis de 250 µg, una cantidad considerable. Esto lo llevó a experimentar alucinaciones intensas, una profunda desconexión con la realidad y una fuerte ansiedad acompañada de pánico. Ante la situación, pidió ayuda a su asistente, quien lo acompañó de regreso a su casa, en bicicleta. Desde entonces, el 19 de abril es conocido entre los psiconautas como el Día de la Bicicleta.

Durante aquel famoso trayecto, Hofmann vio cómo su entorno se transformaba de maneras incomprensibles. Su percepción visual se intensificó: los colores se volvieron más vívidos, aparecieron patrones geométricos y sintió que su conciencia se expandía. A lo largo del viaje, tuvo cambios emocionales extremos que oscilaban entre el pánico absoluto y la más pura euforia.

Una de las cosas que más impresionó a Hofmann de esta experiencia ocurrió al día siguiente. El científico experimentó una claridad mental y una sensación de bienestar extraordinarias —como me sucedería a mí seis décadas después—. Esto terminó por convencerlo de que el LSD debía tener una aplicación psiquiátrica.

Sandoz mostró interés por el descubrimiento de Hofmann y, algunos años después, patentó el LSD bajo el nombre comercial de Delysid; la farmacéutica buscaba comprender mejor la conciencia y explorar si la sustancia podía ayudar a pacientes con depresión y otros trastornos mentales. De este modo, los psiquiatras comenzaron a administrar Delysid, con fines terapéuticos, en dosis de entre 50 y 200 µg a pacientes para que revivieran sus traumas.

A mediados del siglo xx, los doctores Abram Hoffer y Humphry Osmond utilizaron LSD para investigar la esquizofrenia y otras enfermedades mentales caracterizadas por episodios de psicosis, es decir, alteraciones del pensamiento que pueden incluir paranoia y alucinaciones visuales y auditivas. Su enfoque consistió en inducir un estado psicótico controlado mediante el LSD, con el objetivo de modelar la psicosis y estudiarla en un entorno experimental más preciso. Con base en estos estudios, se desarrolló la hipótesis de que la esquizofrenia podría estar relacionada con un exceso de neurotransmisores como la dopamina y la serotonina en el cerebro, lo que explicaría algunas de sus manifestaciones clínicas.

Otro personaje clave en la historia del LSD es el psiquiatra checo-estadounidense Stanislav Grof, pionero en el uso terapéutico de esta sustancia y en el desarrollo de técnicas para acceder al subconsciente. Grof creó la respiración holotrópica, una técnica basada en la hiperventilación guiada, acompañada de música evocadora, que induce a los practicantes a un estado no ordinario de conciencia. En sus investigaciones, Grof combinó el LSD con esta técnica, potenciando el efecto del enteógeno y profundizando en su aplicación terapéutica.

Con el tiempo, la síntesis del LSD se expandió, su uso se popularizó y trascendió el ámbito clínico, convirtiéndose en una sustancia de consumo recreativo y en un motor del movimiento *hippie*.

El vertiginoso crecimiento del uso recreativo del ácido tuvo consecuencias lamentables, entre ellas, la criminalización de la sustancia y la interrupción de los estudios científicos que la involucraban. El presidente de Estados Unidos, Richard Nixon, decretó que cualquier sustancia que indujera estados no ordinarios de conciencia sería clasificada como un estupefaciente de categoría 1, es decir, considerada perjudicial para la salud, sin valor médico y de alto riesgo sanitario.

Con la nueva revolución psicodélica, los usos terapéuticos de estas sustancias han resurgido con fuerza. Entre las investigaciones más recientes, destacan los estudios del uso del LSD en pacientes con cáncer terminal. Estas terapias se han explorado debido a la capacidad de los viajes psicodélicos para reducir el miedo a la muerte y mejorar la calidad de vida de los pacientes, facilitando una transición más serena y tranquila en sus últimos momentos.

La historia del LSD nos muestra cómo los giros inesperados pueden transformar el curso de la ciencia y la sociedad. Lo que comenzó como un accidente terminó convirtiéndose en un catalizador de profundos cambios en la psiquiatría, la cultura y nuestra comprensión de la conciencia humana.

Estructura química

El LSD es una de las sustancias psicoactivas más potentes que se han descubierto. Su estructura química y mecanismo de acción lo distinguen de otros psicodélicos, permitiéndole inducir estados alterados de conciencia con una intensidad desproporcionada a la dosis. Basta con 50 µg para desencadenar un viaje psicodélico, una potencia única entre las moléculas de su tipo.

El LSD, un alcaloide derivado, como comenté, del cornezuelo, posee una estructura basada en el ácido lisérgico. Entre sus efectos fisiológicos se encuentra la vasoconstricción en el sistema circulatorio, lo que podría representar un riesgo para personas con afecciones cardiovasculares; no obstante, la cantidad de LSD necesaria para provocar un episodio de este tipo es extremadamente alta y, a la fecha, no existen reportes de intoxicación letal en adultos por ingesta de LSD.

Algo fascinante de esta molécula es su gran similitud con la serotonina, un neurotransmisor clave en la regulación del estado de ánimo, la percepción y la cognición. Cuando el LSD llega al cerebro, se une a los receptores de serotonina, que no pueden diferenciar entre ambas moléculas. Este ajuste casi perfecto es lo que prolonga su efecto en el cerebro, ya que el LSD encaja de manera óptima en estos receptores.

El proyecto MK Ultra

Durante la Guerra Fría, mientras la psiquiatría exploraba el uso del LSD en entornos clínicos, el Gobierno estadounidense y sus agencias de inteligencia comenzaron a investigar su potencial como agente de control mental y arma química.

Así fue como nació el proyecto MK Ultra, liderado por la Agencia Central de Inteligencia (CIA), un programa secreto que experimentó con grandes dosificaciones de LSD en soldados, enfermeros, ciudadanos y agentes de Gobierno. En muchos casos, estas pruebas con ácido se administraban sin el consentimiento del sujeto.

Una de las metas principales de la CIA con este proyecto era determinar si el LSD podía funcionar como un «suero de la verdad» en interrogatorios. También exploraban su potencial para desorientar y manipular psicológicamente a sus enemigos, e incluso inducir cuadros psicóticos en fuerzas adversarias. Finalmente, buscaban su aplicación como herramienta de «lavado de cerebro» para generar una obediencia ciega en las personas.

Uno de los sujetos —o más bien, víctimas— de este proyecto fue Frank Olson, un científico estadounidense que fue drogado con LSD por la CIA sin su consentimiento y que, después, murió en circunstancias altamente sospechosas. Su caso desató una investigación oficial que sacó a la luz las brutales prácticas llevadas a cabo en el marco del proyecto.

El escándalo se hizo público en la década de 1970, convirtiéndose en una crisis política de gran magnitud. Sin embargo, gran parte de los documentos que registraban estas actividades fueron destruidos antes de que las autoridades pudieran examinarlos.

Ábrete, conéctate, trasciende

En el contexto de la contracultura de los años sesenta, surgieron varios personajes fascinantes que estuvieron estrechamente vinculados con el LSD.

Uno de los más influyentes fue Timothy Leary, un psicólogo de la Universidad de Harvard que se convirtió en el principal promotor del LSD como herramienta para la expansión de la conciencia. Su famoso lema, «*turn on, tune in, drop out*», que podría traducirse como «ábrete, conéctate, trasciende», invitaba a las personas a usar psicodélicos para liberarse de las normas sociales impuestas. La historia de Leary es larga y compleja, pero, en mi opinión, su movimiento terminó adquiriendo rasgos similares a los de una secta, debido a su extremismo y dogmatismo.

Otro grupo importante fueron los Merry Pranksters (Bromistas Alegres), protagonistas del famoso libro *Ponche de ácido lisérgico*, de Tom Wolfe, y liderados por el escritor y pilar de la contracultura Ken Kesey. Como auténticos evangelistas psicodélicos, los Merry Pranksters recorrían Estados Unidos en un viejo autobús escolar pintado con colores vibrantes y patrones caóticos, llevando el LSD a eventos masivos de música y arte, y promoviendo así la expansión de la conciencia y la experimentación psicodélica.

Cuando las masas comenzaron a aficionarse al consumo de ácido, las cosas se salieron de control. Así, empezaron a surgir numerosos informes de malos viajes provocados por malas prácticas como dosis excesivas, la combinación de LSD con otros psicodélicos y alcohol, y el abuso en general.

Esto suscitó un pánico generalizado en la sociedad y no ayudó el hecho de que los psicodélicos estaban vinculados de manera estrecha con el desafío a las autoridades, en especial al Gobierno. Como resultado, la prohibición del LSD se fue extendiendo:

1966 — California se convirtió en el primer estado de Estados Unidos en criminalizar el LSD.

1968 — Llegó la prohibición federal, lo que lo convirtió en una sustancia ilegal en todo el país.

1970 — La Ley de Sustancias Controladas de Estados Unidos lo clasificó como una sustancia de categoría 1.

1972 — El Convenio sobre Sustancias Psicotrópicas delimitó su uso a fines médicos y científicos a escala internacional en todos los países miembros de la ONU.

Todo esto dio lugar a un vasto mercado negro de LSD que continúa creciendo hasta la fecha. Aunque no es de los enteógenos más consumidos, sigue siendo popular, especialmente en el contexto de la música electrónica.

Entre las principales consecuencias de esta prohibición están la interrupción de la investigación médica, la desinformación y la adulteración del ácido con otras sustancias, con los riesgos que esto conlleva.

El viaje

Los efectos del LSD son más que nada visuales, aunque también pueden incluir una profunda introspección y un fenómeno conocido como *sinestesia*, en el que los sentidos se mezclan; esto significa que una persona bajo sus efectos puede, por ejemplo, «oler» un color o «sentir» un sonido. Otra alteración común es la percepción del tiempo, que suele ralentizarse durante el viaje.

El LSD se administra casi siempre por vía oral, generalmente en microgotas. En el mercado negro, una de las formas más comunes de encontrarlo es en los pequeños papeles impregnados con cerca de 100 µg, a menudo decorados con ilustraciones llamativas. Sin embargo, al tratarse de una sustancia altamente soluble, existen diversas formas de consumo, como productos de LSD de aplicación vaginal, cremas para la piel o gotas oftálmicas.

La absorción del LSD suele tardar entre treinta minutos y una hora. Si se administra a través de la mucosa o la piel, el proceso puede prolongarse hasta dos horas. Una vez en el organismo, la sustancia se metaboliza en el hígado y se excreta por medio de la orina en alrededor de cinco horas, aunque sus efectos pueden persistir hasta 12 horas.

En fechas recientes se han desarrollado protocolos de administración de microdosis de LSD para tratar la depresión. Estas pequeñas cantidades se emplean para inducir una ligera euforia y mejorar el estado de ánimo a lo largo del día. Sin embargo, presentan un inconveniente similar al de la psilocibina: aunque los efectos del enteógeno desaparecen, las moléculas de LSD siguen ocupando los receptores. Como resultado, si el paciente intenta administrarse otra microdosis al día siguiente, los receptores aún estarán saturados y serán incapaces de captar nuevas moléculas. A la fecha, no se sabe con certeza cuántos días debe descansar el cerebro entre microdosis de LSD.

A pesar de su potencial terapéutico, los efectos de esta sustancia siguen siendo impredecibles y dependen de múltiples factores, como la dosis, el entorno y la predisposición psicológica de quien lo consume. Aunque su perfil de toxicidad es bajo, su uso indebido puede generar experiencias desafiantes e incluso episodios de ansiedad intensa. Por ello, estudiarlo resulta fundamental para comprender mejor sus riesgos y beneficios en distintos contextos.

Funcionamiento

Cuando el LSD se une a los receptores 5-HT2A, provoca un aumento en la plasticidad sináptica y facilita una comunicación neuronal más fluida. Además, se ha demostrado que su consumo induce una desinhibición de la red neuronal por defecto en la corteza cerebral; es decir, permite que distintas regiones del cerebro se comuniquen de manera inusual y se generen conexiones atípicas y una mayor integración de la información.

Hay estudios de resonancia magnética funcional que han demostrado que el LSD también desregula la red de modo por defecto, la cual está asociada con la identidad y la percepción del yo. Esta desregulación explica por qué, en un contexto terapéutico, el paciente puede experimentar una nueva forma de entender su realidad, lo que a su vez facilita la modificación de patrones de conducta.

Hemos visto también que, en el cerebro, bajo el efecto del LSD hay interconexiones entre hemisferios y lóbulos, lo que puede dar paso a la sinestesia, algo que también permite al psiconauta percibir la realidad desde otro lugar, con un sentido totalmente novedoso.

A nivel perceptivo y cognitivo, el ácido produce cambios profundos. Entre sus principales efectos perceptuales se encuentran la distorsión visual, el aumento en la intensidad de los colores y la aparición de formas geométricas en movimiento. Es común que los objetos a nuestro alrededor, como las paredes, parezcan «respirar». Además, bajo sus efectos suelen manifestarse halos de luz, patrones caleidoscópicos y fractales.

¿Por qué se ven fractales bajo el efecto del LSD? La corteza visual, que es esta parte del cerebro encargada de procesar la información visual, está llena de receptores a los que el LSD se une. Cuando esto ocurre, las neuronas en esta región se sincronizan de manera inusual. Dado que la corteza visual está organizada en columnas neuronales especializadas en procesar líneas, formas y bordes, esta activación sincronizada produce patrones visuales característicos. Como resultado, el usuario experimenta ilusiones de simetría, repetición, espirales y formas geométricas, como si observara la estructura de su propia corteza visual proyectada en la realidad exterior.

Uno de los grandes beneficios de los viajes con LSD es su capacidad para expandir el pensamiento y aumentar la creatividad, lo que facilita la generación de ideas inusuales; por ello, muchos artistas y científicos han atribuido sus grandes hallazgos a experiencias bajo sus efectos. Además, el ácido puede favorecer una reflexión profunda y permitir el acceso a recuerdos reprimidos.

Al igual que otros psicodélicos, el LSD suele inducir una disolución del ego, es decir, una sensación de pérdida de los límites entre el yo y el entorno; muchas personas describen la sensación de «deshacerse» o «derretirse», experimentando una fusión con lo que las rodea.

Entre los efectos emocionales más comunes se encuentran la euforia y una mayor sensibilidad, aunque en casos de un mal viaje pueden surgir estados de miedo y paranoia.

La duración promedio de un viaje de LSD oscila entre ocho y 12 horas, lo que lo convierte en uno de los enteógenos con efectos más prolongados.

Aplicación clínica

El LSD fomenta la plasticidad sináptica y, por tanto, la formación de nuevas conexiones neuronales en el cerebro. Este proceso puede facilitar la adopción de patrones de pensamiento y comportamiento más flexibles, lo que contribuye a una mejor calidad de vida en ciertos pacientes.

Su potencial terapéutico ha sido explorado en el tratamiento de la depresión y el TEPT, ya que permite a los usuarios revivir experiencias pasadas desde una nueva perspectiva, facilitando su reinterpretación y la construcción de narrativas más integradoras.

Además de su acción sobre los receptores de serotonina, el LSD también modula los sistemas dopaminérgico y glutamatérgico, los cuales desempeñan un papel clave en la regulación del placer, la motivación y el aprendizaje. Esta influencia podría hacerlo útil en el tratamiento de trastornos relacionados con la regulación emocional, e incluso en la reducción del abuso de sustancias como el alcohol.

Riesgos y efectos adversos

Si bien la literatura científica no reporta casos de muerte por ingesta de LSD, el principal problema actual es que muchos consumidores no se limitan a un solo psicodélico. En el ámbito recreativo, es común que se combinen varios psicodélicos o que se consuman junto con alcohol, lo que incrementa significativamente sus riesgos y potenciales efectos adversos.

Un mal viaje con LSD suele caracterizarse por ansiedad extrema, paranoia y miedo intenso, acompañados de un profundo malestar físico.

Además, el LSD es una de las sustancias más asociadas con el trastorno perceptivo persistente por alucinógenos (HPPD, por sus siglas en inglés), una condición en la que algunas personas experimentan alteraciones visuales durante semanas o, incluso, meses después de su consumo. Esta experiencia puede ser particularmente angustiante, ya que las alteraciones pueden manifestarse de manera inesperada en situaciones cotidianas como en el trabajo, y así interferir con la vida diaria.

Otro riesgo significativo del consumo de LSD es su potencial para desencadenar psicosis. La popular leyenda urbana sobre psiconautas que se quedan en el viaje tiene un trasfondo real: en algunos casos, personas con antecedentes familiares de esquizofrenia o trastornos psicóticos pueden experimentar un episodio psicótico tras el uso de LSD. El ácido puede actuar como un detonante, activar una predisposición genética latente y desencadenar un estado de psicosis persistente en individuos vulnerables.

Una duda común entre quienes van a probar el LSD es si puede volverse adictivo y la respuesta a eso es que no genera dependencia física, ya que los receptores no podrían soportar un uso diario, por lo que tampoco produce síndrome de abstinencia; tampoco activa los circuitos de recompensa de dopamina como sí lo hacen sustancias adictivas como la cocaína, la heroína, el tabaco y el alcohol.

Si bien el LSD tiene un potencial terapéutico prometedor, sus riesgos no deben subestimarse. El contexto de uso, la predisposición genética y la combinación con otras sustancias pueden influir de forma drástica en la experiencia y en sus consecuencias. Por ello, es fundamental que su consumo, especialmente en entornos recreativos, se aborde con responsabilidad y conocimiento de sus posibles efectos adversos.

Dosis y minimización de riesgos

Una microdosis de LSD oscila entre los 5 y 20 µg; sus efectos suelen ser sutiles y no generan euforia, aunque pueden presentarse ligeras alteraciones en la percepción. Generalmente, quienes consumen esta dosis pueden llevar a cabo sus actividades diarias, sin inconvenientes.

La dosis baja se encuentra entre los 30 y 75 µg; sus efectos son de leves a moderados y, aunque aún es manejable, existe cierto riesgo de experimentar angustia o, incluso, un mal viaje.

La dosis media, que es la más común en el ámbito recreativo, varía entre los 75 y 150 µg. En este nivel, los efectos psicodélicos son mucho más pronunciados, lo cual aumenta de manera significativa la posibilidad de un mal viaje, especialmente si la persona no está preparada para enfrentar la disolución del ego.

Una dosis superior a los 150 µg se considera alta y conlleva un riesgo elevado de despersonalización, crisis de pánico y paranoia. Se estima que entre el ochenta y el 90% de quienes consumen LSD en estas cantidades experimentará un mal viaje.

Un aspecto fundamental para reducir los riesgos durante un viaje de LSD es conocer con certeza la dosis y la procedencia de la sustancia. Siempre recomiendo a mis pacientes que planean probarlo que usen un test de reactivos para verificar su contenido, ya que, hoy en día, son accesibles y fáciles de conseguir. Estos test permiten confirmar si la sustancia adquirida es realmente LSD o si ha sido adulterada con compuestos potencialmente peligrosos.

Otras recomendaciones antes de embarcarse en uno de estos viajes son tener claro el propósito y asegurarse de estar en un buen estado mental. Tomar ácido en medio de una crisis —tras un divorcio o la pérdida de un ser querido, por ejemplo— puede intensificar el malestar, ya que el efecto expansor del LSD amplifica las emociones preexistentes, convirtiendo lo que ya nos afecta en algo aún más abrumador.

También sugiero elegir cuidadosamente el *setting*. Si alguien va a consumir LSD en un concierto, es fundamental ir acompañado de una persona de confianza que no esté bajo los efectos de ninguna sustancia. Como una especie de conductor designado, esta persona podrá asistir al psiconauta en caso de que el viaje tome un giro difícil.

Si te angustias durante un viaje de LSD, recuerda que la sensación es temporal. Uno de los mayores miedos en un mal viaje psicodélico es la idea de no volver a la normalidad, pero tener presente que es solo un estado pasajero puede ayudar a mantener la calma.

En general, el LSD es una sustancia segura. Aunque sus efectos en la mente pueden ser profundos y desafiantes, la mayoría de los viajes suelen ser manejables.

El futuro del LSD

Aunque gran parte de la investigación con LSD sigue en pausa, países como Suiza y Canadá han retomado los estudios clínicos para evaluar su eficacia en el tratamiento de trastornos psiquiátricos y en pacientes en cuidados paliativos. En Estados Unidos, diversos organismos han impulsado investigaciones sobre su potencial terapéutico, lo cual demuestra un renovado interés en esta sustancia dentro del ámbito científico.

Los principales desafíos para su regulación futura incluyen el estigma histórico asociado a él debido a su mal uso en el pasado, así como la falta de educación sobre su consumo responsable. Es crucial diseñar estrategias que reconozcan que, a pesar de la prohibición, el LSD seguirá utilizándose, muchas veces a través del mercado negro. De hecho, el acceso a esta sustancia por parte de jóvenes ha aumentado gracias a las redes sociales, lo que ha incrementado los reportes de intoxicaciones en menores de 12 años. Dado que el cerebro en desarrollo no está preparado para los efectos del LSD, este fenómeno subraya la necesidad de un enfoque informado y preventivo, basado en la educación y en la reducción de daños.

A medida que la investigación avanza y la percepción pública evoluciona, el futuro del LSD dependerá de nuestra capacidad para equilibrar el acceso terapéutico con políticas de educación y seguridad, que garanticen que su potencial beneficio no se vea eclipsado por el mal uso.

MDMA

Una molécula innovadora

El MDMA es una molécula fascinante que se encuentra en la intersección entre la psiquiatría, las neurociencias y la cultura popular. Fue sintetizado por primera vez en 1912 por los laboratorios Merck y, aunque al principio no se le encontró un uso clínico definido, con el tiempo cobró relevancia por caminos inesperados. Su gran auge llegó en las décadas de 1980 y 1990, cuando se popularizó en la escena de la música electrónica y los *raves*, convirtiéndose en un verdadero ícono cultural.

Cuando Merck lo desarrolló, el MDMA no tenía una función médica clara: fue una sustancia que se sintetizó como parte del proceso para fabricar otros medicamentos y quedó olvidada durante mucho tiempo. Fue hasta los años setenta que algunos psiquiatras comenzaron a explorar su potencial terapéutico.

Poco después, la molécula se «escapó» de los consultorios para adentrarse en espacios recreativos. Se convirtió en un estimulante que los jóvenes usaban en conciertos y fiestas para conectar con la música de una manera distinta y tener la energía necesaria para pasar horas, o incluso días, bailando.

Una de las figuras centrales en la historia del MDMA es el bioquímico estadounidense Alexander Shulgin, un investigador independiente que, en la década de 1970, redescubrió esta molécula y comenzó a experimentar con compuestos similares. Shulgin desempeñó un papel clave en la difusión del MDMA, convencido de que tanto esta sustancia como sus «moléculas primas» podían facilitar una apertura emocional profunda y una mayor conexión interpersonal. Por esta razón, muchos no consideran al MDMA un psicodélico en el sentido estricto, sino más bien un empatógeno: una sustancia que potencia la empatía.

Shulgin formó una excelente mancuerna con su amigo, el psiquiatra Leo Zeff, quien fue uno de los primeros en incorporar el MDMA en sesiones de terapia psicológica. Se sabe que tanto el Dr. Zeff como sus pacientes consumían esta sustancia durante las sesiones, lo que facilitaba una comunicación más abierta y fluida. Aunque esta práctica fue criticada con dureza, en aquel entonces era vista por algunos como una herramienta legítima de trabajo. Hoy en día, es muy poco común —y también muy cuestionado— que el terapeuta consuma MDMA junto con el paciente durante la terapia.

Entre 1977 y 1985, el MDMA se consolidó como una herramienta psicoterapéutica valiosa, en especial en el tratamiento de la ansiedad, la depresión y el trauma. Se administraba en consultorios, con dosis precisas y bajo un acompañamiento terapéutico basado en el diálogo. Los resultados fueron tan prometedores que varios especialistas de la época llegaron a afirmar que el MDMA tenía el potencial de revolucionar la psiquiatría.

En 1985, esta sustancia fue prohibida en Estados Unidos al ser clasificada como de categoría 1, es decir, inútil en el terreno médico y riesgosa para la salud. Lamentablemente, esto frenó su investigación clínica y la empujó a la clandestinidad, donde continuó creciendo entre consumidores jóvenes.

Otro personaje clave en la historia moderna del MDMA es Rick Doblin, uno de los principales promotores del uso terapéutico de los psicodélicos. Su interés por estas sustancias no surgió en un laboratorio ni en una universidad, sino a partir de una experiencia personal en los años setenta que lo llevó a preguntarse si los psicodélicos podían sanar allí donde la psiquiatría tradicional no lograba hacerlo.

En 1986, Doblin fundó MAPS (Multidisciplinary Association for Psychedelic Studies), una organización dedicada a la investigación científica de compuestos como el MDMA, la psilocibina y el LSD. Gracias a su iniciativa, el MDMA comenzó a estudiarse de forma rigurosa como herramienta terapéutica, mostrando resultados prometedores en ensayos clínicos. Para Doblin, los psicodélicos no son solo fármacos, sino instrumentos con el potencial para ayudarnos a sanar y a replantear nuestra relación con la conciencia, el trauma y el sufrimiento humano.

Con el resurgimiento del interés por los psicodélicos en el siglo XXI, el MDMA ha sido uno de los compuestos más investigados, especialmente durante la última década. Fue MAPS, bajo el liderazgo de Doblin, lo que impulsó una campaña sostenida para posicionar esta molécula como una aliada en el tratamiento de la salud mental.

En 2017, la Administración de Alimentos y Medicamentos de Estados Unidos (FDA) otorgó al MDMA la clasificación de «terapia innovadora», lo que permitió acelerar los procesos de investigación clínica. Esta decisión fue un avance importante, pero también trajo consigo algunos problemas: la rapidez con la que se desarrollaron los estudios llevó a fallas en la sistematización de los protocolos. Como consecuencia, la FDA terminó por rechazar la aprobación de la terapia asistida con MDMA para el tratamiento del TEPT en 2024.

¿MDMA, éxtasis, *tachas* o Molly?

Uno de los principales motivos de confusión alrededor de esta sustancia es la variedad de nombres con los que se le conoce. Hoy en día, es común referirse a ella como MDMA, aunque también se le llama Molly, y en décadas pasadas era conocida como éxtasis. Pero ¿son realmente lo mismo?, ¿por qué tantos nombres?

MDMA es el nombre de la molécula en su forma pura. Molly —que deriva de «molecular»— es, en esencia, lo mismo: MDMA en forma cristalina o en polvo, generalmente sin adulterar (al menos en teoría).

El éxtasis, también conocido como *tacha*, en cambio, suele hacer referencia a las pastillas decoradas con caritas felices u otros diseños llamativos que se popularizaron en los *raves* de los años noventa. Aunque muchas de estas pastillas contienen MDMA, es muy frecuente que estén mezcladas con otras sustancias: desde cafeína en dosis altas hasta metanfetaminas e incluso, en años recientes, fentanilo o cocaína. En resumen: MDMA es la sustancia; Molly, su presentación supuestamente pura; éxtasis, la versión callejera e impredecible.

Uso terapéutico

Hay estudios prometedores que sugieren que el MDMA puede ser efectivo para tratar el TEPT, algo que afecta no solo a los veteranos de guerra, sino a muchas otras personas que, por diversas razones, se vieron al filo de la muerte, como pueden ser las víctimas de guerrillas o del narcotráfico (entre otros males) en Latinoamérica. Es urgente que en muchos sectores se acelere el proceso de aprobación del MDMA como medicamento, debido a que, hoy en día, no existe un tratamiento psiquiátrico eficaz para este trastorno.

También se han observado resultados prometedores con el uso del MDMA en casos de ansiedad relacionada con enfermedades terminales, ya que ayuda a reducir la ansiedad existencial y el miedo a la muerte al inducir estados de aceptación profunda y conexión emocional. En Canadá se han implementado numerosos protocolos con excelentes resultados, lo que ha permitido que los pacientes enfrenten la muerte con serenidad.

El MDMA también ha sido utilizado en pacientes que luchan contra trastornos alimentarios como la bulimia y la anorexia, debido a sus efectos positivos sobre la autoimagen y la regulación emocional. Al promover la autoaceptación, los resultados clínicos obtenidos en estos casos han sido especialmente interesantes y alentadores.

Hoy en día, en el ámbito terapéutico, el MDMA se utiliza dentro de un modelo medicalizado. Antes de la experiencia, el paciente recibe una preparación adecuada y, durante la sesión, está acompañado por uno o más terapeutas. Estas sesiones suelen ser largas, con una duración de entre 6 y 8 horas. A lo largo del proceso, hay un intercambio verbal constante con el equipo clínico, que toma nota detallada de las interacciones. Estas observaciones se emplean más adelante para facilitar el proceso de integración emocional y cognitiva.

El MDMA tiene la capacidad de reducir la respuesta al miedo y facilitar una apertura emocional, por lo que se le considera una medicina ideal para replantear el trauma en la mente. Experiencias difíciles como la violencia doméstica, el abuso sexual o las catástrofes naturales pueden ser abordadas en un entorno terapéutico sin que se active la respuesta de alarma del cerebro. Gracias a este efecto, el terapeuta puede acompañar al paciente con calma y seguridad en el proceso de sanación.

Los estudios clínicos han demostrado mejoras significativas con efectos que se mantienen hasta por 12 meses, lo que convierte al MDMA en una sustancia particularmente prometedora. En la actualidad, ningún antidepresivo convencional ofrece resultados comparables.

Efectos secundarios

En su origen, el MDMA fue desarrollado por sus propiedades hemostáticas, es decir, para ayudar a controlar hemorragias. Por eso, su uso puede ser riesgoso para personas con trastornos de coagulación o problemas relacionados con la sangre.

Uno de los efectos físicos más comunes durante una experiencia con MDMA es la tensión mandibular, con frecuencia acompañada de espasmos leves o tics. Este fenómeno, conocido como «bruxismo», puede persistir incluso después del viaje, prolongándose durante la bajada y hasta 24 o 48 horas más tarde, lo que suele causar malestar y dolor en la quijada.

En el ámbito cardiovascular, el MDMA incrementa tanto la presión arterial como la frecuencia cardiaca, efectos que lo hacen especialmente riesgoso para personas con antecedentes de enfermedades cardiacas. También provoca vasoconstricción periférica —es decir, el estrechamiento de los vasos sanguíneos en las extremidades— lo que puede elevar la temperatura corporal, y el riesgo de deshidratación y desequilibrio electrolítico.

Como sucede con otros estimulantes, el MDMA tiende a suprimir el apetito. Durante el viaje, es común que la persona no sienta hambre, lo que puede conducir a episodios de hipoglucemia. Esto, a su vez, puede provocar desmayos, sobre todo en personas con problemas relacionados con azúcar en la sangre.

Por último, aunque no tan frecuente como en el caso de los psicodélicos purgativos, muchas personas reportan malestar estomacal e incluso vómitos tras consumir MDMA.

Uso ceremonial y microdosis

El MDMA también se utiliza en contextos ceremoniales, guiados por personas que se autodenominan «chamanes» —«seres de luz», les digo yo—, y que organizan retiros de sanación y espiritualidad. Aunque no se trata de un psicodélico tradicional, muchos han comenzado a incorporarlo en experiencias guiadas de introspección y conexión interpersonal.

Como el MDMA es una sustancia relativamente fácil de conseguir y, además, barata, estos pseudochamanes han empezado a aprovecharse de su popularidad para ofrecer prácticas espirituales que, en muchos casos, son más improvisación que verdadero acompañamiento terapéutico.

También hay una proliferación de psiconautas —exploradores de la conciencia— que han comenzado a experimentar con protocolos de microdosis de MDMA. Ingerir pequeñas cantidades de esta sustancia, dicen, les ayuda a expandir la percepción, aumentar la empatía y reducir el miedo. Sin embargo, la documentación sobre la eficacia de estos protocolos es prácticamente inexistente.

Mecanismos de acción y efectos

Como ya mencioné, el MDMA tiene la capacidad de aumentar, de forma abrupta, los niveles de varios neurotransmisores. Por eso, cuando pasan sus efectos, es común experimentar lo que se conoce como «depresión post-M», un estado en el que los neurotransmisores liberados en exceso —como la serotonina o la dopamina— se encuentran agotados de manera momentánea. Durante los días posteriores al viaje, los usuarios pueden sentir una falta de motivación y un agotamiento mental; muchos reportan vacío emocional y dificultad para sentir placer.

El mecanismo de acción del MDMA involucra tres sistemas principales de neurotransmisión:

1. **Serotonina:** Está vinculada con la empatía, la conexión emocional y la introspección durante el viaje con MDMA; también reduce de manera significativa la ansiedad social. Asimismo, provoca sensaciones de bienestar, euforia y elevación del estado de ánimo. En ese sentido, el MDMA actúa de manera similar a un antidepresivo farmacológico, pero con un efecto inmediato. Uno de sus aspectos más relevantes es la supresión temporal del miedo, lo cual puede ser clave al momento de abordar recuerdos traumáticos.

2. **Dopamina:** Está vinculada con la motivación, la memoria, la atención y los circuitos de recompensa. El MDMA aumenta por un tiempo sus niveles, lo que produce una mayor energía, una mejor capacidad para recordar y una intensificación del placer. Por eso, no es raro que, bajo sus efectos, las personas vivan experiencias sexuales muy intensas o emocionalmente significativas.

3. **Norepinefrina:** Su aumento eleva el ritmo cardiaco, la presión arterial y el estado de alerta, lo que permite que muchas personas bajo el efecto del MDMA puedan bailar durante horas en festivales o *raves*, sin agotarse.

También se ha comprobado que el MDMA estimula la liberación de oxitocina, una hormona vinculada al apego y la confianza que, entre otras cosas, fortalece el lazo entre una madre y su recién nacido. Bajo los efectos del MDMA, esta liberación puede permitir que el usuario perciba al otro de forma mucho más cercana, y con mayor apertura emocional y empatía.

En conjunto, estos efectos neuroquímicos crean un estado mental y emocional único: una combinación de apertura, energía y seguridad emocional que, en un entorno terapéutico adecuado, puede facilitar procesos profundos de sanación. Por eso, más allá de su uso recreativo, el MDMA es investigado como una herramienta poderosa para el tratamiento del trauma y otros trastornos relacionados con la desconexión emocional.

Riesgos

Aunque el MDMA no suele generar una dependencia química en el sentido tradicional, sí puede hacerlo en el aspecto psicológico. Algunos jóvenes lo consumen con frecuencia en contextos recreativos como fiestas, lo que puede afectar de manera negativa funciones mentales como la memoria y la concentración. Es importante recordar que esta sustancia libera grandes cantidades de serotonina y agota sus reservas en el cerebro, lo cual puede impactar el funcionamiento de este neurotransmisor clave para diversos procesos cognitivos.

Otro riesgo importante asociado al MDMA es la adulteración. Muchas personas consumen lo que creen que es MDMA en estado puro cuando, en realidad, se trata de mezclas con otras sustancias, algunas de ellas, potencialmente dañinas.

El consumo combinado de MDMA con otras sustancias también presenta riesgos significativos. Es fundamental tener en cuenta que mezclar más de un psicodélico puede ser peligroso; en particular, combinar MDMA con enteógenos, alcohol u otros compuestos aumenta de manera considerable la probabilidad de sufrir efectos adversos. También es necesario prestar especial atención al riesgo de sobredosificación y a la hipertermia.

El MDMA interfiere con el sistema de regulación de la temperatura corporal y cuando, se consume en contextos como conciertos o festivales —donde suele hacer calor y hay mucha actividad física—, puede provocar un aumento excesivo. Esta combinación eleva el riesgo de convulsiones, falla orgánica e incluso la muerte.

Por desgracia, la criminalización y el estigma que rodean al MDMA dificultan tanto la educación sobre sus riesgos y beneficios como el avance de su uso en contextos clínicos. Esta situación impide un diálogo abierto y limita el acceso a información basada en evidencia, lo cual aumenta los riesgos para quienes lo consumen y frena su potencial terapéutico.

Dosis

Los ensayos clínicos suelen utilizar dosis que oscilan entre 75 y 125 mg por sesión terapéutica, con la posibilidad de administrar una dosis intermedia (o *booster*) de 50 mg. Cada paciente participa en un promedio de entre 12 y 15 sesiones con el terapeuta, las cuales se dividen en 3 o 4 preparatorias, 2 o 3 asistidas con

MDMA y alrededor de 3 de integración por cada sesión asistida con MDMA. Aquellas con MDMA se realizan con intervalos de varias semanas entre cada una, con el objetivo de evitar el uso frecuente y de reducir posibles efectos secundarios.

Desafíos y limitaciones

Uno de los principales desafíos para el futuro del MDMA es su regulación y acceso. Aunque ha habido avances prometedores, todavía faltan al menos tres años para que en Estados Unidos se presenten nuevos resultados de ensayos clínicos que permitan su aprobación como medicamento psiquiátrico.

Mientras no esté regulado, el mercado negro seguirá proliferando, junto con el uso recreativo sin control. Hoy en día, el MDMA es una de las sustancias con mayor incremento en su consumo. En este contexto, es común encontrar dosis no óptimas, lo que puede derivar en consecuencias tanto físicas como psiquiátricas.

A pesar de ser uno de los enteógenos más estudiados en la actualidad, aún queda mucho por investigar. Entre sus ventajas se destacan su alto nivel de eficacia y la rapidez de su acción en comparación con los tratamientos psiquiátricos tradicionales.

Sin embargo, una vez aprobada la sustancia, será difícil garantizar que los pacientes la utilicen con el acompañamiento terapéutico adecuado. Sin ese entorno de contención, sus beneficios podrían perderse y hasta revertirse.

El MDMA no es una droga completamente segura, como muchos piensan. Aunque no suele causar psicosis ni síntomas persistentes como otros psicodélicos, sí puede generar ansiedad o reactivar traumas, lo que, a su vez, desencadena crisis que requieren tiempo y tratamiento especializado.

Minimización de riesgos y situación legal

El MDMA debe utilizarse únicamente en contextos médicos regulados, donde la dosis y la pureza de la sustancia estén plenamente controladas. Sin embargo, en entornos recreativos como festivales o conciertos, se recomienda acudir a kioscos o carpas de organizaciones civiles que ofrecen análisis gratuitos para detectar adulteraciones en las sustancias.

Es fundamental evitar el uso frecuente del MDMA, ya que su consumo repetido puede tener efectos negativos en la salud física y mental. Durante su efecto, es importante mantenerse bien hidratado y vigilar la temperatura corporal, sobre todo en espacios masivos y bajo exposición solar.

El MDMA no debe mezclarse con otras sustancias, ya sean enteógenos o alcohol, ya que esto puede aumentar de manera significativa los riesgos. También es esencial conocer y respetar la dosis adecuada, la cual varía según el peso corporal y la experiencia previa de la persona con la sustancia.

En Estados Unidos, el MDMA continúa clasificado como una sustancia de categoría 1, lo que implica una prohibición generalizada. No obstante, se ha autorizado su uso dentro de protocolos clínicos estrictamente regulados, sobre todo en estudios sobre el TEPT. En 2023, los estados de Oregon y Colorado avanzaron aún más al aprobar iniciativas para permitir la terapia asistida con psicodélicos, incluyendo el MDMA, bajo supervisión profesional.

En Europa Occidental, varios países han desarrollado investigaciones avanzadas sobre el MDMA, y se espera que la Agencia Europea de Medicamentos comience pronto el proceso de evaluación para su posible aprobación terapéutica.

Australia se convirtió, en 2023, en el primer país del mundo en regular oficialmente el uso médico del MDMA (y también de la psilocibina) para el tratamiento de la depresión resistente, marcando un precedente a escala internacional.

En Canadá, el MDMA puede ser utilizado bajo programas de «uso compasivo», es decir, en pacientes que no responden a otros tratamientos convencionales, más que nada en casos severos de TEPT.

En América Latina, la sustancia permanece prohibida en la mayoría de los países, sin que existan, hasta el momento, avances regulatorios significativos.

Futuro

Algunas complicaciones importantes para el futuro del MDMA son el acceso y el costo. Aunque hoy en día es relativamente barato producir MDMA, los protocolos terapéuticos desarrollados en Estados Unidos contemplan tratamientos que pueden costar entre 5 000 y 10 000 dólares por apenas tres sesiones; lo más preocupante es que estos tratamientos no están cubiertos por los seguros médicos.

Por lo anterior, me parece fundamental cerrar este capítulo con una pregunta incómoda, pero necesaria: si se aprueba, ¿quién va a tener acceso a esta medicina?, ¿va a ser solo para los más ricos?

Estamos en un momento crucial. Si se hacen bien las cosas —si hay regulación, acceso justo y protocolos éticos—, el MDMA puede pasar, de ser una molécula descubierta por accidente en 1912, a convertirse en una herramienta psiquiátrica de altísimo valor terapéutico.

Testimonio: Mateo

Conocí a Lisa por Instagram. Yo la seguía porque subía fotos de naturaleza y otras cosas que me gustaban mucho. Le escribí pensando que tal vez tenía hongos, porque me atraía la idea de probarlos en el campo. Me dijo que no, que lo que ofrecía era un masaje con una toma de MDMA; me dio buena espina y decidí ir a Tepoztlán para verla.

Llegué un par de días antes para que tuviéramos tiempo de conocernos. Me encanta el campo, así que me sentía muy a gusto. No sabía bien qué esperar, pero cuidé mi alimentación desde un par de día antes, por si acaso.

La toma fue temprano, en ayunas. Yo no tenía grandes expectativas, pero me gustan las experiencias nuevas y raras, y eso me atrajo. Lisa me dio un cristalito de MDMA que había calculado con base en mi peso corporal. Me lo tomé con agua. Al cabo de un rato, cuando ya me había empezado a pegar, tomé una dosis de refuerzo.

Me acosté en la camilla. Ya sentía como un cosquilleo en el cuerpo. Teníamos música tranquila, bonita, con buena vibra. Me dio muchísimo frío y empecé a temblar, así que Lisa me tapó con una cobija. Fue ahí cuando realmente empecé a respirar profundo y relajarme.

Cerraba y abría los ojos. No sé bien cómo explicarlo, pero comenzaron a llegarme imágenes no solo visuales, sino sensoriales, que se iban transformando en información; era como una narrativa, una historia que se armaba sola. Literalmente, sentí que estaba volviendo al vientre materno; cubierto con la cobija, me sentí en la panza de mi mamá, y empecé a vivir escenas desde ahí.

Como la relación entre mis padres nunca fue amorosa, pensé: «¿Para qué me hicieron?». Pero ahí, en ese estado, sentí un deseo muy profundo de ellos por tenerme; vi que sí había amor. Vi a mis padres como si fueran fetos junto a mí y entendí que todos venimos del mismo lugar. En ese momento estaba muerto de risa. Sentí que, en el vientre, el tiempo no existe, y que ahí solo hay un presente continuo. Es un estado al que todos queremos volver: estar, simplemente estar, sintiendo amor.

Yo creo que todo eso vino de mi memoria corporal. Fue muy bonito. Recordé que nací por cesárea. Me vino esa sensación de que me sacaron antes de estar listo. Sentí una incomodidad muy profunda; pasé de temblar a sudar; me convertí en una bola sudorosa. Me quité la cobija y fue como volver a nacer.

Entonces, Lisa comenzó a darme un masaje. Nunca había sentido tanto placer y tanta paz al contacto físico. Todo era suave, bonito; me sentía como un bebé. Pero luego vino la ansiedad. Recordé momentos en los que confié mi cuerpo a alguien para un masaje y, en vez de eso, lo usaron para su disfrute; le pedí a Lisa que se detuviera. Le conté lo que me había pasado; ella me escuchó.

Ahí entendí que, en el fondo, lo que había era desconfianza hacia mí mismo por haberme puesto en esas situaciones; me culpaba. Pero ese día pude perdonarme.

Antes, no pensaba que el MDMA fuera una herramienta para sanar. Yo la había consumido en fiestas, mezclada con otras sustancias, pero nunca en un contexto terapéutico.

Al final, siento que me permitió habitar más mi cuerpo. Lisa no me ofreció una integración formal, pero yo la hice a mi manera.

No sé si fue una experiencia transformadora, pero sí me permitió recordar que fui deseado y querido después de tantos años de pensar que no lo fui, y eso fue muy fuerte. Sin el MDMA, tal vez jamás lo habría sentido.

OTRAS SUSTANCIAS

En este capítulo exploraremos tres enteógenos con un gran potencial terapéutico: la ketamina, la ibogaína y el veneno del sapo bufo. Aunque cada uno actúa por medio de distintos mecanismos, todos han generado un intenso debate sobre su uso en contextos clínicos y ceremoniales. Esta tensión entre la medicina y la tradición es clave para comprender su impacto en la salud mental y el bienestar humano.

Ketamina

Historia

La ketamina es un anestésico disociativo muy utilizado en pediatría y medicina veterinaria debido a su eficacia y seguridad en el control del dolor, sobre todo en organismos pequeños. Su uso se da más que nada en contextos médicos y recreativos, mientras que su aplicación en ceremonias es prácticamente nula.

Fue sintetizada por primera vez en 1962 por Alvin Stevens, con el propósito de desarrollar un anestésico disociativo más seguro que los disponibles en ese momento. Su uso clínico fue aprobado en la década de 1970, cuando comenzó a emplearse en quirófanos y en medicina de guerra por su rápida acción y perfil de seguridad.

A partir de la década de 1990, comenzaron a emerger estudios que sugerían su potencial como tratamiento para la depresión resistente, abriendo un nuevo campo de investigación en la psiquiatría.

Funcionamiento

La ketamina funciona en el cerebro de una forma diferente a la de otros psicodélicos, ya que actúa como si apagara, por apenas un tiempo, un tipo de interruptor llamado «receptor NMDA» que, por lo regular, mantiene al cerebro en su rutina habitual; al apagarlo, esta sustancia permite que el cerebro se vuelva más flexible, como si aflojara los caminos mentales para abrir nuevas rutas.

También activa el sistema del glutamato, que es un mensajero químico muy importante para el aprendizaje y la memoria. Esto, a su vez, estimula la liberación de la proteína BDNF o «factor neurotrófico derivado del cerebro», que funciona como fertilizante para este último al ayudar a que crezcan nuevas conexiones entre neuronas y mejorar la comunicación entre ellas.

En resumen, la ketamina le da al cerebro un respiro de sus patrones habituales y lo pone en modo de reparación y crecimiento. Al actuar sobre los sistemas glutamatérgico y neurotrófico, favorece el crecimiento y fortalecimiento de nuevas neuronas, lo que ayuda a explicar su potencial terapéutico en trastornos como la depresión resistente. Como ocurre con muchos enteógenos, la ketamina también estimula la neuroplasticidad, lo que facilita la creación de nuevas conexiones neuronales y mejora la comunicación entre ambos hemisferios cerebrales.

Además de sus efectos neurobiológicos, la ketamina produce un estado disociativo que proporciona un alivio rápido de los síntomas, sobre todo los depresivos. Dicho en términos simples, actúa como un anestésico emocional: reduce temporalmente el peso del sufrimiento, lo que permite al terapeuta abordar temas críticos —como el trauma o la ideación suicida— sin el bloqueo del dolor emocional. Aunque esta especie de sedación no es el estado ideal para un paciente, en contextos de emergencia puede ser fundamental para posibilitar una intervención efectiva.

Dosis y viaje

La ketamina puede administrarse de diversas formas, aunque las más comunes son la vía intramuscular y la intravenosa. El protocolo de aplicación suele durar entre una y dos horas. Sin embargo, en México y otros países, muchas clínicas especializadas en ketamina rara vez ofrecen acompañamiento terapéutico durante el proceso. En lugar de ello, el paciente entra a un cubículo, recibe la medicación, atraviesa la experiencia y, una vez que los efectos desaparecen, se marcha, como si se tratara de una consulta dental.

La dosis estándar utilizada en tratamientos terapéuticos es de 0.5 mg por kilogramo de peso corporal, lo que induce una experiencia sensorial intensa con efectos visuales, pero de corta duración.

El viaje con la ketamina es rápido, por lo regular dura alrededor de 45 minutos. Muchos de quienes han experimentado con ella describen su efecto como similar al de la ayahuasca, pero mucho más breve e inmediato.

Al tratarse de una molécula medicalizada, la ketamina debe administrarse bajo supervisión médica en entornos controlados. En muchas clínicas, su aplicación está a cargo de un anestesiólogo, ya que, en esencia, sigue siendo un anestésico.

Ventajas y desventajas

Una de las principales ventajas de la ketamina es su efecto antidepresivo inmediato, que puede durar desde horas hasta varios días, algo que ningún otro medicamento farmacéutico ofrece. Sin embargo, es importante recordar que no se trata de una solución a largo plazo, sino de una herramienta que debe utilizarse en conjunto con un terapeuta.

Otra de sus ventajas es su seguridad en entornos médicos bajo un monitoreo adecuado. Aunque esta sustancia puede elevar la presión arterial y aumentar el gasto cardiaco, lo que requiere especial precaución en personas con arritmias, su uso sigue siendo seguro cuando se administra bajo supervisión médica. Fuera de estos casos, es una sustancia bien tolerada y segura.

Por otro lado, una desventaja que vale la pena mencionar es el uso extendido de esketamina, una versión purificada y patentada de la ketamina que se administra en forma de *spray* nasal. Aunque tiene un perfil terapéutico similar y está aprobada para el tratamiento de la depresión resistente, su costo es considerablemente más alto, lo que limita su accesibilidad para muchos pacientes y sistemas de salud. Esto plantea un dilema ético en torno al acceso equitativo a terapias efectivas.

Entre otras desventajas, destaca su amplio uso recreativo —por lo regular mediante inhalación (en polvo)—, un contexto en el que no se cuenta con el monitoreo necesario para prevenir problemas de salud. En el caso de la ketamina, existe además el riesgo de dependencia, ya que es una sustancia muy adictiva.

Entre los psicodélicos discutidos en este libro, la ketamina es uno de los pocos que presenta un riesgo significativo de uso problemático y dependencia, especialmente fuera de contextos terapéuticos controlados.

Futuro

Por desgracia, aún estamos lejos de comprender a fondo esta molécula y su verdadero potencial en el tratamiento de las enfermedades mentales. En la actualidad, su uso representa un negocio lucrativo para unos pocos, mientras que su acceso a los tratamientos en clínicas aún es limitado y exclusivo.

Lo más preocupante de esta sustancia es su uso recreativo. Cada vez se registran más muertes relacionadas con su consumo compulsivo y sobredosis, sin mencionar los riesgos de adulteración. Aunque en el ámbito médico su acceso es restrictivo, en el mercado negro se ha vuelto tan fácil de obtener que resulta alarmante.

Es fundamental que la sociedad entienda tanto las ventajas como los riesgos de la ketamina. Su potencial terapéutico —para temas como la depresión resistente, el TEPT y el dolor crónico— no debe eclipsar los peligros asociados a su mal uso, ni convertirse en un privilegio accesible solo para unos cuantos. Necesitamos regulación, educación y acceso equitativo para garantizar que su uso sea seguro y beneficioso.

Testimonio: Ceci

Ketamina: incolora, disociativa y extraña, pero muy presente. Nos pidieron definir una intención antes del viaje. En mi desesperado afán por sanar, pedí lo imposible: tres años de psicoanálisis en veinte minutos. Quería desmantelar la falta de pertenencia, la insuficiencia, el no merecer.

Había heredado la sensación de ser huésped indeseado en el mundo; mi padre vivió así, creyendo que debía justificar su existencia, y aprendí su lección sin saberlo. Cuando formulé mi intención, no solo pedía alivio, sino que también ofrecía una teoría: «Cúrame del dolor que corre en la savia de mi árbol genealógico». Pero la ketamina no hizo nada de eso.

En segundos, el tiempo se detuvo. Todo movimiento se congeló y mi alma cayó, quieta, al presente. Me convertí en un instrumento dentro de un estuche de fieltro negro. Afuera, el mundo seguía: el consultorio, la nieve, el pasado, el futuro, mi historia. Adentro, silencio.

Con ese silencio, me di cuenta: el dolor y el miedo ya no estaban. Probé revivir recuerdos dolorosos, repetí frases de derrota, intenté pellizcar mi alma. Nada. El legado familiar ya no me atravesaba. Observaba todo desde una neutralidad absoluta. Las cosas seguían siendo importantes, pero no de forma personal.

Comprendí cómo funciona la ketamina como anestésico disociativo: no niega ni elimina el dolor, tan solo te mueve de lugar. Dicen que el dolor traumático es como un gato que se quema con una estufa caliente y, luego, nunca más se acerca a una, ni siquiera si está fría. Con la ketamina, en cambio, era como si el gato pudiera ver, en su memoria, a otro gato idéntico acercarse a la estufa… y le diera absolutamente igual, porque ese gato ya no es él; como el gato de Schrödinger, da lo mismo si está vivo o muerto: ahora está fuera de la caja, y no le importa abrirla ni dejarla cerrada.

A la ausencia de dolor le siguió una claridad mental punzante. Mi pensamiento era afilado, preciso, despierto. No había pesadumbre, ni diálogo interno hiriente, ni depresión. Las emociones estaban, pero desde otro lugar: observables, sin peso. Alegría, tristeza, enojo... todas fluían suaves, sin exigencias.

Luego, la experiencia cambió: me encontré recorriendo una nave espacial negra, desierta, inmensa. No sentía miedo. Entendí que estaba viendo la estructura de mi mente, drenada por la ketamina del líquido emocional que normalmente la inunda. En vitrinas, vi medusas, trilobites, organismos translúcidos flotando en un plasma celular. Eran mis emociones, suspendidas y bellas.

Mi cuerpo, del otro lado, comenzó a moverse con rigidez. Me contuvieron. Yo seguía explorando la nave, absorta. La inteligencia de la ketamina, esa hada bioelectrónica, no tenía forma ni presencia. No era como la abuela ayahuasca, ni los niños santos; era una conciencia implícita en los circuitos. Piloto automático con polvo de hada.

Volví, poco a poco. Once días después, el dolor y el miedo regresaron suavemente, pero la claridad seguía. En ese tiempo, entendí que mis emociones seguían ahí, solo que en una pecera: visibles, neutrales. No eran menos importantes, pero ya no me dolían. Me conmovían sin sufrimiento.

Hablamos del sufrimiento humano, de la pandemia, del planeta. No sufría, pero sentía. Comprendí que el desapego —*viråga*, como dicen los budistas— no es indiferencia, sino libertad. Mi depresión nace del apego a la idea de que mi vida debe importar, significar, y el antídoto es dejar de buscar sentido personal y reconocer que soy una partícula sostenida por la totalidad.

La ketamina me mostró el desapego como habilidad. No es el frasquito el que sana, sino la ventana que abre para observar. Desde allí pude recordar algo olvidado: antes del dolor heredado y de la historia de mi padre, yo era una niña que corría feliz en el bosque; ese es mi verdadero origen.

No es la ketamina, sino lo que haces con lo que te muestra. El trabajo real empieza después del viaje, y ese lugar de desapego y alegría simple, es lo que quema el dolor.

Ibogaína

Historia

La ibogaína es un alcaloide presente en la *Tabernanthe iboga*, una planta originaria de África Central. Fue a través de los colonizadores franceses que Occidente tuvo contacto con este potente enteógeno, al observar que ciertas comunidades locales masticaban una raíz que les permitía trabajar incansablemente bajo el sol. Los mismos franceses aislarían la molécula de la iboga en 1901.

Estos grupos africanos practicaban una forma de microdosificación en la cual utilizaban la ibogaína para potenciar la agudeza mental, la resistencia física y la vitalidad en general. De hecho, esta ha sido la única manera en la que yo la he consumido: en microdosis.

En las décadas de 1930 y 1940, la iboga se comercializó en Francia como remedio contra la fatiga crónica, bajo el nombre de *lambarène*. Sin embargo, fue retirada del mercado poco tiempo después debido a sus efectos secundarios a nivel cardiovascular.

Además de su uso como estimulante en microdosis, la ibogaína es empleada en macrodosis dentro de rituales de iniciación que marcan distintos momentos en la vida comunitaria.

En los años sesenta ocurrió algo interesante relacionado con esta molécula: Howard Lotsof, un joven de 19 años adicto a la heroína, probó la ibogaína con fines recreativos y, por accidente, descubrió que ese enteógeno le eliminó por completo el síndrome de abstinencia del opioide; aunque la experiencia fue desagradable, quedó maravillado con el potencial de esta planta para tratar adicciones.

Fue así como Lotsof se convirtió, casi por accidente, en un defensor entusiasta de este enteógeno y comenzó a compartirlo con conocidos que también lidiaban con adicciones. El éxito de estos primeros experimentos lo volvió un verdadero apasionado de la ibogaína y, junto con su esposa, impulsó muchos de los estudios que hoy sustentan el conocimiento que tenemos de esta sustancia.

Después, la ibogaína fue prohibida en Estados Unidos, durante el Gobierno de Richard Nixon. Sin embargo, logró evitar la criminalización en muchos otros países, entre ellos, México. De hecho, aquí sigue sin estar regulada (aunque tampoco es legal), lo que ha permitido que se trabaje con esta planta en clínicas especializadas en el tratamiento de adicciones.

Viaje

A la ibogaína yo la llamo «la bisabuela de las plantas maestras» porque, para bien o para mal, su viaje dura muchísimo —entre 24 y 36 horas—, lo que la convierte en el psicodélico con el viaje de mayor duración del que tenemos conocimiento.

Quienes han probado la ibogaína suelen describir su experiencia como ver una película de toda su vida, incluyendo momentos muy específicos y significativos. Hablan también de una apertura de la conciencia que les permite observar su historia personal desde otra perspectiva, lo que facilita una especie de reconfiguración profunda, como si su sistema entero hubiera sido recableado.

Lo primero que se bloquea con la administración de ibogaína son los receptores opioides. Esto provoca que, al inicio del viaje

—durante unas dos o tres horas—, se experimente una disociación: el cuerpo se desconecta de la mente.

Luego llega la fase de meseta, que puede extenderse hasta diez horas. En esta etapa, el paciente suele presentar alteraciones en la frecuencia cardiaca. Si está bajo supervisión médica, es crucial que el profesional monitoree con sumo cuidado tanto su estado cardiovascular como su temperatura corporal, ya que esta puede aumentar o disminuir de forma significativa. Durante esta fase también suelen presentarse alucinaciones visuales, una sensación de unidad con el todo y una marcada disolución del ego.

Finalmente, en la fase de caída —que, en promedio, dura entre cuatro y cinco horas—, el cuerpo comienza a reconectarse con la mente. El paciente regresa, poco a poco, a un estado de normalidad, por lo regular acompañado de una profunda sensación de calma y paz. Es común que personas con adicciones reporten una disminución significativa —o incluso la ausencia— del deseo por consumir la sustancia a la que eran dependientes.

Para quienes buscan liberarse de una adicción, es fundamental que al viaje le siga un proceso de integración con un especialista. Este acompañamiento, sostenido a lo largo de varios meses, permite consolidar los efectos terapéuticos y aumentar las probabilidades de mantener la abstinencia, con lo cual se favorece una posible remisión del consumo problemático.

El viaje con la ibogaína es un tema muy polarizante, que los psiconautas aman y odian por igual. De hecho, yo he hablado con personas que han probado una gran gama de psicodélicos que aseguran que su peor viaje fue con la ibogaína.

Rito

Al igual que con otras sustancias que exploramos en este libro, la ibogaína se utiliza en contextos ceremoniales para contactar con los ancestros y las deidades, resolver conflictos comunitarios y facilitar procesos de sanación profunda, tanto en lo mental como en lo físico.

Estas ceremonias, guiadas por chamanes, suelen durar toda la noche. Son rituales prolongados en los que los participantes —niños, jóvenes y adultos— se turnan para cantar y bailar, mientras atraviesan visiones intensas y estados expandidos de conciencia; se trata, sin exagerar, de uno de los ritos psicodélicos más hermosos que existen. Su mensaje central es potente y directo: si no nos atrevemos a enfrentarnos a nosotros mismos, nunca podremos liberarnos de las cadenas que nos aprisionan.

Tuve la fortuna de ser testigo de una de estas ceremonias, y puedo decir que fue una experiencia profundamente transformadora y sanadora.

Riesgos y controversias

La ibogaína es una medicina poderosa, pero también una de las más riesgosas entre los psicodélicos mencionados en este libro. Su consumo debe hacerse siempre bajo supervisión médica, ya que presenta un riesgo cardiovascular elevado, incluso en personas sanas: puede disparar la presión arterial a niveles peligrosos.

Otro desafío importante es su duración. Los efectos pueden extenderse por 24 horas o más, lo que exige una supervisión constante y especializada. Esto no solo complica el proceso logístico y humano, sino que también encarece de manera sustancial el tratamiento, volviéndolo inaccesible para muchos pacientes.

A esto se suma la falta de regulación y de estudios clínicos a gran escala. Aunque su potencial terapéutico es evidente, todavía hay mucho por conocer sobre sus mecanismos y riesgos. En países como México, donde opera en un mercado gris, han surgido clínicas no reguladas que, en más de un caso, han puesto en peligro la salud —e incluso la vida— de los pacientes.

Mecanismo de acción

La ibogaína es un psicodélico atípico, ya que combina tres propiedades presentes en otras medicinas:
1. El efecto disociativo de la ketamina.
2. La capacidad introspectiva de la mescalina.
3. El potencial neuroplástico común a todos los psicodélicos.

Sin embargo, lo que realmente la distingue es su mecanismo de acción multifacético, y es que la ibogaína actúa sobre múltiples sistemas del cerebro —incluidos los receptores de serotonina, dopamina y adrenalina— y también ejerce efectos en otras partes del cuerpo, como los sistemas endócrino e inmunológico. Su impacto es complejo, profundo y no del todo comprendido aún.

Además, interactúa con los receptores opioides, lo que explica su uso en el tratamiento de adicciones a sustancias como la morfina o la heroína; y, como estos receptores también están involucrados en la percepción del dolor, se están abriendo nuevas líneas de investigación sobre su posible eficacia en casos de dolor crónico, dolor oncológico y otras condiciones difíciles de tratar.

Sapo

Introducción y viaje

El llamado «sapito de Sonora» —más precisamente, el *Incilius alvarius*, también conocido como sapo del desierto de Sonora— contiene una sustancia llamada 5-Meo-DMT, que es uno de los psicodélicos más potentes que existen. Este enteógeno se encuentra en las glándulas parotoides del sapo, unas estructuras localizadas detrás de los ojos que secretan un veneno espeso y lechoso como mecanismo de defensa; al secarse, este veneno puede fumarse para inducir experiencias místicas de altísima intensidad.

El 5-Meo-DMT actúa de forma casi instantánea. Quienes lo consumen entran en un estado de conciencia alterada —o más bien, de *no conciencia*— en cuestión de segundos.

Mecanismo de acción

Las diferencias principales entre el 5-meo-DMT y el DMT (presente en la ayahuasca) son:

1. **Velocidad y duración:** El 5-meo-DMT tiene un inicio de acción muy rápido y una duración breve. Los viajes con esta sustancia suelen durar entre 15 y 45 minutos, a diferencia de los extensos trances de la ayahuasca.
2. **Disolución del ego (y algo más):** No solo disuelve el ego, sino que puede producir una pérdida total del sentido de identidad. Para muchos, esto resulta abrumador; algunos psiconautas incluso describen estados en los que no saben si están vivos o muertos.

3. **Alta afinidad con los receptores serotoninérgicos:** Esta sustancia tiene una proximidad particularmente fuerte con los receptores 5-HT1A y el 5-HT2A, involucrados en funciones clave como la percepción, los estados alterados de conciencia y la modulación de la ansiedad; esto explica sus efectos intensos incluso en dosis muy pequeñas.

4. **Calma visual y profundidad existencial:** A diferencia del DMT, el 5-MEO-DMT no suele generar visiones caleidoscópicas o entidades. Es un viaje más introspectivo, abstracto y trascendental. Muchos lo describen como un encuentro directo con lo divino o con el vacío.

Asimismo, y al igual que otros psicodélicos abordados en este libro, el 5-Meo-DMT también estimula procesos de neuroplasticidad, es decir, la capacidad del cerebro para reorganizarse, formar nuevas conexiones y adaptarse a experiencias intensas o significativas.

Dosis

La dosis tradicional de 5-Meo-DMT extraído del sapo suele estar entre los 10 y los 30 mg, los cuales se fuman en una pipa de cristal o cerámica. Sin embargo, hoy en día también contamos con 5-Meo-DMT sintético, una versión químicamente idéntica pero que no implica el uso de animales, lo que la convierte en una opción más ética y sostenible; este 5-Meo-DMTsintético suele utilizarse en dosis más bajas, generalmente entre 5 y 10 mg, también fumada.

Historia

A diferencia de otras medicinas ancestrales, el 5-Meo-DMT no tiene una historia ritual documentada entre los pueblos originarios de Sonora. Aunque muchas veces se asume lo contrario, hoy sabemos que el sapito del desierto nunca fue parte de los ritos tradicionales de estas comunidades. Su uso como enteógeno es reciente, y ha estado vinculado más bien al auge del turismo psicodélico que a prácticas indígenas auténticas.

Este creciente interés ha tenido consecuencias graves: la sobreexplotación del *Incilius alvarius* ha puesto en riesgo sus poblaciones naturales; muchos de estos animales mueren como resultado de que se extraiga su secreción. Algunos chamanes de otras tradiciones indígenas con quienes he conversado rechazan el uso de esta medicina; afirman que el sapo del desierto carga «energías de dolor», justo porque se trata de un ser vivo que sufre al ser manipulado.

El interés moderno por esta sustancia comenzó en los años ochenta, cuando Ken Nelson publicó un pequeño panfleto titulado *Bufo Alvarius: El sapo psicodélico del desierto de Sonora*; en él, describía el uso de la secreción del sapo como una herramienta espiritual de enorme potencia; a partir de sus observaciones, surgió toda una comunidad de practicantes y facilitadores.

Hoy en día, el 5-Meo-DMT es ilegal en Estados Unidos, y en México se encuentra en un limbo legal: no está regulado de manera expresa, pero su comercialización ha generado polémicas. Varias voces han impulsado propuestas para prohibir la explotación del sapo y permitir solo el uso de la molécula en su forma sintética.

Riesgos y controversias

El uso del sapito de Sonora no está exento de riesgos importantes. De hecho, el 5-Meo-DMT tiene un potencial de toxicidad elevado y, en dosis altas, puede ser fatal, en particular para personas con predisposición a problemas cardiovasculares; su nivel de cardiotoxicidad implica que no debe consumirse a la ligera ni fuera de un contexto controlado de manera estricta.

Otro problema grave es la sobreexplotación del animal. La creciente demanda de esta sustancia ha llevado a que muchas personas capturen, estresen y dañen a estos sapos para extraerles su secreción psicodélica; esto ha tenido un impacto ecológico directo en la especie, que está siendo desplazada de su hábitat y, en muchos casos, muere durante el proceso de recolección.

A esto se suma la falta de regulación y la proliferación de prácticas inseguras. Muchas ceremonias se realizan sin preparación adecuada, sin evaluación médica previa, y sin el conocimiento necesario para manejar emergencias físicas o psicológicas. Esto ha derivado en experiencias traumáticas, y en algunos casos, en tragedias.

Conviene señalar que el uso del sapito no forma parte de una tradición ritual indígena documentada, ni cuenta con validación médica como tratamiento para algún trastorno específico. Su existencia se limita a un ámbito «ceremonial», donde muchas veces se confunde lo espiritual con lo improvisado. Por eso, es fundamental tratar a esta medicina con mucho respeto, conciencia y precaución.

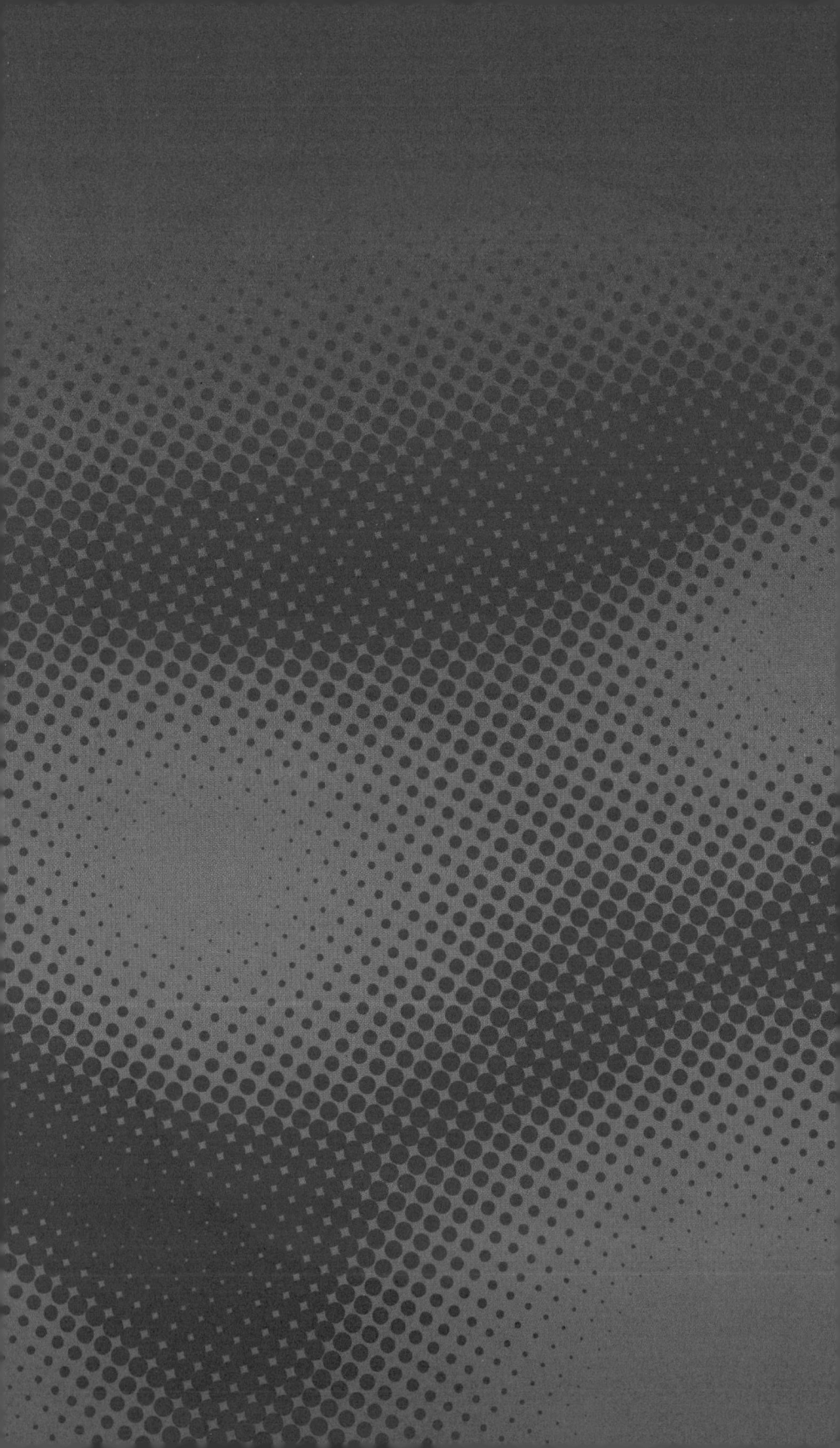

ÀGUAS CON CÓMO, DÓNDE Y CON QUIÉN CONSUMES

Al preparar una experiencia psicodélica, es fundamental considerar el set (disposición mental y actitud) y el *setting* (ambiente o contexto). En este capítulo, explico el significado de estos términos y su importancia para evitar un mal viaje en la medida de lo posible.

El mal viaje

Si queremos evitar el mal viaje, primero debemos entender qué fregados es, ya que muchas personas, al escuchar hablar de psicodélicos, en lo primero que piensan es en «quedarse en el viaje», es decir, cuando se experimenta un viaje tan malo que ya no hay forma de regresar a la realidad.

Imagina que estás en un viaje. No uno de esos con maletas y aeropuertos, sino uno donde cierras los ojos y el universo entero parece desplegarse frente a ti: al principio, las luces y los colores te dan la bienvenida, como un cálido abrazo de energía; pero, de repente, algo cambia: sientes una incomodidad inexplicable, como si un leve murmullo se convirtiera en un grito ensordecedor, te invade la sensación de que algo está fuera de lugar y una pregunta surge de manera inevitable: «¿Y si nunca salgo de esto?».

Esto es lo que los expertos en sustancias psicodélicas llaman un «mal viaje». En resumen, se trata de una experiencia en la que se presentan, desde sensaciones de pánico y paranoia, hasta los miedos más profundos del subconsciente. Algunas personas lo describen como estar atrapadas en un laberinto emocional sin salida, donde el tiempo parece detenerse y la realidad pierde su forma. Es un encuentro con la sombra, ese rincón de nuestra mente donde se esconden los recuerdos reprimidos, las heridas olvidadas y las partes de nosotros mismos que preferimos ignorar.

Un mal viaje no es necesariamente «malo» en el sentido estricto de la palabra. De hecho, para muchos, estas experiencias han resultado en una transformación profunda y un autoconocimiento sin precedentes. Pero, cuando se carece de preparación, apoyo o contexto, un mal viaje puede convertirse en una experiencia aterradora y traumática. ¿Por qué sucede esto?, ¿es culpa de la sustancia, del entorno o de nuestra propia mente?

Aquí entra en juego la importancia de la psiquiatría integrativa, que busca comprender cómo estas sustancias interactúan con nuestra biología, emociones y espiritualidad. Los psicodélicos son herramientas poderosas, pero, como con cualquier otra, su efecto depende de cómo, dónde y con quién se utilicen, por lo que, tanto el set como el *setting*, son factores críticos para determinar cómo se desarrollará la experiencia. Así como un bisturí puede salvar vidas en manos de un cirujano, puede hacer mucho daño en un contexto equivocado.

El mal viaje psicodélico, como veremos, no es el villano de esta historia; es un mensajero que, aunque no siempre es deseado, igual nos invita a mirar de frente aquello que evitamos y, al final, es ese acto de afrontamiento lo que tiene el poder de transformarnos.

Una experiencia común del mal viaje es que el paciente «ve» arquetipos demoniacos o sobrenaturales acechando, o retándolo; el psiconauta también puede «oler» y «sentir» a este monstruo, por lo que, para él, la experiencia es tan viva como si estuviera ocurriendo en la realidad, lo cual es aterrador.

Otra señal de que alguien está en un mal viaje es que entra en una crisis de pánico en la que siente, por ejemplo, que su corazón palpita demasiado rápido o que no puede respirar. También puede pasar que la persona crea que su cuerpo se deshace y, por tanto, pierda la noción de sus límites.

En el mal viaje se entra en estados de psicosis en los que el psiconauta pierde su vínculo con la realidad. Por fortuna, estas experiencias suelen ser transitorias, durando unos minutos o, en el peor de los casos, unas horas. Es muy raro, aunque no imposible, que un mal viaje se prolongue por más de un día; en esos casos, se requiere atención psiquiátrica. Lo complejo en cuanto a la duración de un mal viaje es que, como estas sustancias provocan una pérdida de la noción del tiempo, 15 minutos se pueden sentir como tres horas.

En estas experiencias negativas, uno pierde el control de su mente y entra en lo que yo llamo «el estado de la lavadora», que es cuando la mente les da vueltas y vueltas a las mismas ideas, sin parar, como una lavadora de ropa. ¿Qué tipo de ideas son esas?, pueden ir desde pensamientos triviales, como «Ayer en el súper compré la leche equivocada», hasta ideas catastróficas, como «Me estoy muriendo».

¿Por qué se da el mal viaje? En términos generales, porque no se cuidan ni el set ni el *setting*:

- **Madurez neurológica:** Los cerebros muy jóvenes corren mayores riesgos de vivir malas experiencias.
- **Mezcla o sobredosis:** Quienes consumen más de un psicodélico a la vez, o toman una dosis demasiado alta, también corren un riesgo. Como no hay una dosis estándar para los enteógenos, para alguien que no es experto resulta muy difícil calcularla, por lo que debe hacerse paulatinamente.
- **Vulnerabilidad de la psique:** Alguien en un estado psicológico de crisis (fuerte depresión, ansiedad generalizada, etc.) tiene una alta probabilidad de pasar un viaje psicodélico muy difícil.

Set

El set se refiere al estado físico, mental y espiritual de la persona que va a consumir la sustancia; es decir, cómo se encuentra al momento de la experiencia.

Edad

Uno de los primeros aspectos a considerar es si el paciente está en la edad adecuada para consumir estas sustancias, un tema que genera un intenso debate entre expertos.

Por un lado, las neurociencias indican que el cerebro termina de desarrollarse completamente hasta los 22 a 25 años. Antes de esta edad, se desaconseja el consumo de sustancias que puedan alterar el neurodesarrollo, ya que podrían interferir en procesos clave como la formación de la corteza prefrontal, involucrada en la toma de decisiones y el control de impulsos.

Sin embargo, muchas culturas originarias de Latinoamérica y otras regiones del mundo tienen una perspectiva distinta. En estas tradiciones, los niños pequeños participan en ceremonias de iniciación o ritos de paso que incluyen el uso de plantas, hongos y brebajes enteógenos. No existe evidencia en la literatura científica de que estas prácticas hayan causado complicaciones mentales o daño cerebral en los niños. Además, en estas mismas comunidades es común que las mujeres embarazadas consuman sustancias como la ayahuasca o el psilocibe, una tradición ancestral que tampoco ha mostrado efectos negativos en los fetos.

En el contexto ceremonial, el set puede estar listo para una experiencia psicodélica desde los 3 años, mientras que en el carril médico se desaconseja cualquier consumo en la infancia, adolescencia o durante el embarazo. Entre estas posturas extremas, algunos sostienen que una persona debería poder elegir si consume estas sustancias desde la mayoría de edad (18 años en México), bajo el argumento de que un adulto tiene derecho a tomar decisiones informadas sobre su cuerpo.

En mi opinión, cuanto más preparado esté el cerebro, mejor será la experiencia psicodélica. Por ello, considero que la edad ideal para iniciar este tipo de prácticas es entre los 22 y los 25 años. En mi consultorio, he recibido a personas que experimentaron con psicodélicos a una edad temprana y vivieron procesos traumáticos, ya que su cerebro no estaba preparado para afrontar la disolución del ego o el procesamiento de traumas infantiles.

En el carril recreativo se observa un problema creciente: la edad de inicio en el consumo de estas sustancias está descendiendo muy rápido; en algunos casos, se acerca de manera peligrosa a los 12 años. Aunque el daño no proviene necesariamente de las moléculas, el trauma emocional que puede vivirse en un mal viaje a esa edad es preocupante.

Muchos adolescentes prueban sustancias como el MDMA o el LSD en entornos como fiestas, y enfrentan experiencias desafiantes que pueden dejar secuelas psicológicas crónicas. Por esta razón, es imprescindible establecer criterios claros para evaluar el set en cada uno de los tres carriles —ceremonial, médico y recreativo—, ya que los riesgos y las necesidades son distintos en cada contexto.

El tema de la edad también nos lleva a pensar en lo geriátrico. Uno de los mayores avances en la investigación de estas moléculas ha sido el concerniente a cuidados paliativos y cuidados al final de la vida. Los efectos de moléculas como psilocibina, DMT y ketamina en pacientes terminales o con enfermedades muy dolorosas han sido muy estudiados, y los resultados son muy prometedores. Se ha demostrado que transitar el dolor, la muerte y la enfermedad desde un estado no ordinario de conciencia ayuda a reducir la ansiedad y mitigar el dolor. Por ejemplo, existen reportes de pacientes con dolores oncológicos severos que, al entrar en contacto con estas sustancias y participar en este tipo de terapias, experimentan una notable disminución del dolor o logran reinterpretarlo de una manera diferente, lo que les permite enfrentar el final de la vida con mayor dignidad y serenidad.

Canadá es uno de los países que más ha avanzado en la investigación sobre el uso de psicodélicos en pacientes terminales, más que nada con la psilocibina. Resulta reconfortante observar cómo estas terapias permiten a personas al borde de la muerte afrontar el final de su vida desde un lugar de mayor tranquilidad, ayudándoles a hacer las paces con su pasado y a procesar sus traumas de manera más compasiva.

Estos procesos han despertado un creciente interés entre personas mayores, muchas de las cuales antes evitaban los enteógenos debido al estigma asociado a su consumo. Hoy, son ellas quienes buscan a los expertos para explorar estas terapias. De hecho, mi paciente más longevo en terapia asistida con psicodélicos tiene 90 años. Tras su experiencia con psilocibina, su perspectiva filosófica sobre la vejez ha cambiado radicalmente, y ahora muestra una renovada aceptación y serenidad frente al envejecimiento.

Aunque los beneficios para los pacientes de edad avanzada son numerosos, es crucial preparar de manera adecuada el cuerpo antes de someterlo a estas experiencias. Factores como la salud del corazón, el hígado y los riñones deben ser evaluados con cuidado. Además, los viajes con psilocibina pueden durar entre 8 y 12 horas, lo que implica una demanda física significativa para huesos y músculos. Por ello, el *nido* —el lugar donde el paciente estará recostado durante la experiencia— debe ser muy cómodo para sostener el tránsito prolongado.

Sexo

En el pasado, estos ritos contaban con una mayor participación de hombres que de mujeres. Sin embargo, esto ha cambiado con el tiempo, y hoy en día, tanto en trabajos terapéuticos como en experiencias ceremoniales, es común encontrar un número equilibrado de hombres y mujeres.

En cuanto a los estudios clínicos, no se han identificado diferencias significativas en la respuesta a los psicodélicos entre hombres y mujeres. Sin embargo, investigaciones recientes sugieren que las fases del ciclo menstrual podrían influir en el tono del viaje psicodélico, debido a que los receptores de dopamina y serotonina, que juegan un papel clave en estas experiencias, están distribuidos por todo el cuerpo; esta misma dinámica explica los cuadros disfóricos premenstruales, en los que algunas mujeres experimentan un impacto notable en su salud mental antes o durante la menstruación.

En el carril ceremonial, muchas tradiciones prohíben a las mujeres participar en ritos psicodélicos durante la menstruación debido a su alta vulnerabilidad en ese momento. Por otro lado, en el carril médico, se han observado cambios en las experiencias de mujeres que están premenstruando, menstruando u ovulando; durante estas fases, las mujeres pueden sufrir mayores molestias físicas y emocionales, lo que puede hacer que el viaje psicodélico sea más desafiante; dado que estas moléculas son expansores sensoriales, molestias como los cólicos menstruales pueden volverse mucho más intensas y difíciles de controlar.

Aunque en términos médicos no existe una exclusión formal para las mujeres en estas etapas del ciclo, como ocurre en algunos contextos chamánicos, la preparación para un viaje psicodélico puede requerir ajustes específicos. Por esta razón, en las experiencias psicodélicas que yo acompaño, prefiero evitar la participación de mujeres que estén menstruando, ya que mi prioridad es garantizar un entorno seguro y propicio para todos.

En el plano anecdótico, he observado que los hombres tienden a mostrar mayor resistencia e incluso miedo frente a las experiencias místicas; parece que, de alguna manera, le tienen un pavor profundo a encontrarse con Dios o consigo mismos. En contraste, las mujeres suelen ser más entronas, y tienen una forma distinta, y a menudo más natural, de conectarse con lo metafísico.

Esto resulta relevante porque, según la literatura científica reciente, quienes experimentan una vivencia mística durante su experiencia psicodélica suelen mostrar mejoras más significativas que quienes no las tienen; esta puede ser la razón por la cual los resultados terapéuticos que he observado suelan ser más positivos en mujeres que en hombres.

Otro aspecto interesante que he observado es que las mujeres tienden a repetir los viajes psicodélicos con mayor frecuencia que los hombres; mientras que para muchos de estos últimos una sola experiencia es suficiente para sentirse satisfechos, las mujeres suelen regresar por más. Si ya probaron la ayahuasca, por ejemplo, es común que busquen experimentar después con el sapo bufo o con otros psicodélicos.

Preparación del cuerpo

La preparación del cuerpo para experiencias enteogénicas es un aspecto crucial que varía mucho, según el enfoque adoptado.

Por lo general, los chamanes indican a los participantes que consuman ciertas plantas o eviten determinados alimentos (café, estimulantes, carne roja, chile o irritantes) durante los días previos a la ceremonia. También pueden emplear métodos como la masticación de una hoja de coca, que el participante luego escupe; este acto permite que la Madre Coca transmita al chamán si el participante está listo para la experiencia. En algunos casos, realizan procesos de limpieza energética para evaluar que todo esté en orden y sintonizar con la energía del paciente.

En el carril médico, nos guiamos más por el rigor científico. Dependiendo del enteógeno que vayan a consumir los pacientes, les recomendamos abstenerse de cosas como estimulantes, ciertos medicamentos psicotrópicos, grasas y proteína animal; a veces incluso les sugerimos ayunar 12 o 24 horas antes de la toma de la medicina.

En el contexto clínico, el médico hace estudios muy generales. Si el paciente tiene algún antecedente heredofamiliar —como un historial de enfermedades cardiacas o psiquiátricas, como la psicosis—, entonces se hacen otros análisis más específicos.

También es esencial considerar el uso de otras sustancias. Por ejemplo, los pacientes que toman medicamentos psicotrópicos como antidepresivos o ansiolíticos deben tener especial precaución, ya que estos fármacos pueden interactuar con los enteógenos; esto podría causar bloqueos que impidan una experiencia adecuada o, en casos más graves, desencadenar el síndrome serotoninérgico, una condición potencialmente fatal caracterizada por convulsiones y otros síntomas graves.[1]

El consumo recreativo de enteógenos presenta riesgos adicionales, sobre todo porque muchas personas desconocen la importancia de preparar el cuerpo de manera adecuada. Incluso individuos jóvenes pueden tener, sin saberlo, condiciones como hipertensión, lo que podría derivar en emergencias médicas durante fiestas o conciertos.

Es preocupante que muchos de quienes hoy guían estas experiencias «terapéuticas» no sean expertos en medicina, psiquiatría o farmacología. Por ello, la preparación física suele realizarse de manera improvisada o, en algunos casos, incluso se omite, lo que puede poner en peligro a los psiconautas. Esta falta de profesionalismo no solo aumenta los riesgos físicos, sino que también puede llevar a experiencias traumáticas difíciles

---

[1] Si el paciente dejará sus medicamentos psicotrópicos para la experiencia psicodélica, lo tiene que hacer con mucha paciencia y bajo la supervisión de un psiquiatra. Retirarle los medicamentos psiquiátricos a quien lleva años tomándolos puede generar un peligroso síndrome de abstinencia.

de integrar en el plano emocional. Un guía sin conocimientos adecuados puede pasar por alto señales de advertencia importantes, y agravar aún más los posibles riesgos.

Intención

La intención también es muy importante para la preparación del cuerpo hacia una experiencia psicodélica. Muchas veces, cuando le pregunto a un paciente qué le quiere sacar a su viaje, me responde algo parecido a «quiero sentirme mejor». Claro que todos queremos eso, pero el paciente debe tener claras las preguntas que quiere responder, los dolores que desea mitigar y los sentimientos que necesita entender.

Es necesario trabajar seriamente con la intención, y desde meses antes del viaje, ya que, una vez determinada, se convierte en una especie de faro para el viaje psicodélico; siempre que el paciente se pierda durante su experiencia, debe remar de vuelta hacia esta luz.

El no tener una intención, como suele pasar en el carril recreativo, puede ser uno de los detonadores de un mal viaje. La ausencia de este faro puede llevar al psiconauta a rumiar de manera obsesiva sobre los mismos puntos, perdiéndose en una paranoia debilitante. Sin un anclaje claro, el viaje puede transformarse en una experiencia desorganizada y agotadora emocionalmente. Además, una intención bien definida permite que el paciente interprete los elementos del viaje de manera constructiva, y facilita la integración posterior. Por esto, es crucial que el trabajo de intención se tome tan en serio como cualquier otro aspecto de la preparación psicodélica.

Setting

Por *setting* nos referimos al entorno en el que se llevará a cabo la experiencia psicodélica.

Lugar

En el carril ceremonial, estas sustancias naturales suelen consumirse en un ambiente rodeado de naturaleza. Estos ritos comunitarios se realizan alrededor de un fuego y, en casi todos los casos, tienen lugar durante la noche. Este *setting* favorece una profunda introspección, ya que las únicas fuentes de luz que iluminan al psiconauta son el fuego, la luna y las estrellas.

Esto cambia por completo en el entorno médico, donde las experiencias se hacen de día, en un consultorio o salón, y con un antifaz sobre los ojos del paciente para imitar la oscuridad de la noche.

El problema principal con el *setting* en el carril recreativo —estamos hablando de conciertos, *raves*, etc.— es que puede haber demasiados estímulos tanto visuales como auditivos.

Guía

Algo importantísimo para mejorar el pronóstico de la experiencia psicodélica es contar con un buen guía.

Uno de los efectos de esta nueva revolución psicodélica es que ahora hay un *boom* de guías y facilitadores que, en su mayoría, no tienen conocimientos profundos de lo que un paciente necesita en los planos mental y físico, por lo que ponen en peligro a los psiconautas, en especial a aquellos que tienen alguna vulnerabilidad. Incluso sabemos de casos de personas que han muerto durante su viaje debido a graves negligencias por parte de sus guías.

Estas vivencias pueden ser muy traumáticas. No debemos creernos la fantasía de que todos los viajes son mágicos y que el psiconauta se perderá en un paraíso psicodélico. Debemos tomar en cuenta que entre veinte y 30% de estas experiencias son muy retadoras, ya que provocan un dolor somático o psicológico en el paciente.

Como mencioné en la sección Set, existen algunos criterios clínicos que desaconsejan el sometimiento a una experiencia psicodélica:

- **Historia familiar de psicosis:** Si alguno de los padres del paciente ha sufrido un cuadro de psicosis (como esquizofrenia o trastorno bipolar), el riesgo de experimentar con enteógenos aumenta de manera considerable. En estos casos, existe la posibilidad de que los psicodélicos enciendan un gen latente y desencadenen un cuadro psicótico crónico. Cuando escuchamos historias de alguien que se quedó en el viaje, a menudo se trata de una persona con una vulnerabilidad genética subyacente que, por esa misma razón, no debió haber consumido psicodélicos.
- **Historia previa de cuadros psicóticos:** Si el paciente ha experimentado un cuadro psicótico en el pasado, no es recomendable que se someta a una experiencia psicodélica. Los enteógenos pueden alterar en lo más profundo la percepción y desencadenar, otra vez, síntomas psicóticos como alucinaciones, paranoia o desconexión con la realidad. Incluso si el episodio psicótico fue controlado y no ha habido recaídas, los psicodélicos pueden actuar

como un detonador, reactivar la vulnerabilidad del paciente y agravar su condición mental.

- **Trastorno Límite de la Personalidad (TLP):** Los pacientes
con TLP, en su mayoría mujeres, presentan una inestabi-
lidad afectiva y un vacío emocional que las predispone
a conductas autodestructivas y, en ocasiones, violentas.
Esta hipersensibilidad puede llevarlas a viajes psicodélicos en extremo desafiantes, donde actúen de manera
agresiva o impulsiva y pongan en riesgo tanto su seguridad como la del grupo. Por ello, este perfil clínico suele ser
contraindicado para experiencias con enteógenos.

En el contexto chamánico, por lo general, no se evalúan estos
temas. A mi consultorio han llegado varios pacientes que tuvieron una experiencia psicodélica guiada por un chamán que no
detectó, por ejemplo, su TLP y que, derivado de eso, se encuentran en una terrible crisis de salud mental. Muchos psiquiatras
tienen estigmatizadas a estas medicinas por un sesgo profesional, pues solo los buscan quienes tuvieron malas vivencias con
los psicodélicos.

Un problema que enfrentamos en el entorno clínico es que,
en Latinoamérica, existen muy pocos lugares donde las personas pueden certificarse para guiar de manera correcta este tipo
de experiencias y hacer la subsecuente integración. En Estados Unidos, Europa e Israel, en cambio, sí hay varios institutos en los que es posible certificarse o estudiar diplomados de
calidad.

La demanda de capacitaciones para futuros guías está creciendo con rapidez, impulsada por el profundo impacto que estas medicinas generan en quienes las consumen. Muchas personas, al sentir los efectos transformadores de estas sustancias,

desarrollan un fuerte deseo por dedicar su vida a compartir y evangelizar sobre su poder y, aunque este deseo, por lo regular nace de buenas intenciones, la realidad es que convertirse en un guía competente requiere de herramientas y conocimientos específicos que no siempre son fáciles de obtener.

Es preocupante ver cómo las certificaciones se han convertido en un negocio. Muchas escuelas aceptan a quien sea siempre que puedan pagar, por lo que los cursos carecen de rigor académico.[2]

Este abaratamiento del estatus de guía psicodélico o chamán ha dado lugar a muchos problemas, entre los que están, por ejemplo, los abusos hacia psiconautas. Hay extensos reportes —y todavía más anécdotas, las cuales no se ven reflejadas en las estadísticas— de abuso físico, sexual y psicológico por parte de guías y chamanes a participantes de estas ceremonias y terapias. También hay quienes crean sus propias sectas, aprovechando que, en la mente de los psiconautas, los guías suelen convertirse en figuras de poder.

Quien participe en estas ceremonias y terapias psicodélicas debe tener muy claro en manos de quién se está poniendo. Hay que dudar de aquellos que, de repente, se ponen un poncho, toman una guitarra y cobran 40 000 pesos mexicanos por un viaje de ayahuasca; la verdad es que estos chamanes improvisados no tienen la preparación para guiar estas experiencias.

---

[2] Yo realicé mi certificación en el Instituto de Psiquiatría Integrativa de Denver, Colorado. El curso, que tuvo una duración de un año, abarcó múltiples módulos que abordaban diversos temas relacionados con estas sustancias, desde aspectos legales y éticos hasta consideraciones médicas.

Sustancia

Quien vaya a consumir alguna sustancia debe asegurarse de saber con precisión qué es para que no le den gato por liebre, ya que, en ocasiones, el chamán, guía o *dealer* puede agregar algo al enteógeno para acelerar o intensificar su proceso, sin informárselo al usuario.

Solía ser poco común que los psicodélicos estuvieran adulterados. Pero hoy, estudios clínicos confirman que esto ha ido aumentando de manera alarmante, incluso con drogas tan peligrosas como el fentanilo.

Además, como ya mencioné, es crucial conocer la dosis adecuada de estas sustancias, ya que cada una tiene un ritmo diferente de acción: mientras los efectos del LSD pueden sentirse a los 10 o 15 minutos de haberlo ingerido, la psilocibina tarda alrededor de veinte minutos y la ayahuasca hasta una hora después de su consumo.

Este problema se ha observado mucho con los comestibles de cannabis. Aunque al fumarlo sus efectos son casi inmediatos, su forma comestible puede tardar cuarenta minutos o más en hacer efecto y muchas personas, al no sentirlos de inmediato, consumen una segunda porción, lo que los lleva a un mal viaje debido a la sobredosificación, y luego sucede el famosísimo «si no la controlas, no la fumes».

Para calcular la dosis individual de una persona, los expertos estadounidenses acuñaron una frase: *Start slow, go slow*.[3] Es decir, si alguien va a experimentar con LSD por primera vez, no debería consumir un cuadro completo, sino comenzar con un cuarto. Si todo sale bien, la siguiente vez podría aumentar a medio cuadro y en una próxima ocasión, a los tres cuartos; así,

---

[3] Empieza lento y vete lento.

es más probable que alguien llegue a su dosis correcta sin tener que pasar malos ratos.

Minimización de riesgos

Aunque es fundamental reconocer los riesgos asociados con las sustancias psicodélicas, como sociedad debemos evitar caer en el alarmismo o el prohibicionismo. Estas medicinas también tienen un gran potencial para el bienestar y muchas personas continuarán utilizándolas; por eso, es crucial que tanto los países como los individuos adopten estrategias efectivas de reducción de riesgos.

Tal vez la medida más importante para lograr esto es la educación. Es fundamental que, por medio de libros como este y otros medios, las personas conozcan la realidad de estas sustancias y tomen sus precauciones, si es que deciden experimentar con ellas.

Otro paso indispensable es garantizar entornos seguros para que los psiconautas puedan afrontar viajes difíciles en contextos como conciertos y *raves*. En muchos países es común que alguna ONG instale carpas en eventos masivos, aisladas del ruido y el caos, donde se ofrece a los viajeros alimentos, hidratación y un espacio tranquilo. En estos lugares no se les juzga, sino que se les brinda asistencia y apoyo.

Una sociedad abierta y madura debe ofrecer a los psiconautas la posibilidad de identificar con claridad las sustancias que planean consumir. Algunas ONG de Latinoamérica como Échele Cabeza y el Instituto RIA proporcionan reactivos que permiten detectar la pureza de estas sustancias. En México, por ejemplo, estas prácticas han revelado la amplia presencia de drogas peligrosas como el fentanilo, que a menudo se mezclan con sustancias psicodélicas. Es fundamental que la población joven esté informada de que, en algunos conciertos, por ejemplo, se instalan carpas donde las personas pueden llevar sus sustancias para que sean analizadas.

Otra manera de minimizar el riesgo de los psicodélicos es con los medicamentos *trip killers* o mataviajes. Estas sustancias son sedantes antipsicóticos; entre ellas figuran la olanzapina, la risperidona, la quetiapina y las benzodiacepinas, y su función es disminuir la angustia y relajar al paciente.

Sin embargo, este tema es controversial. En el carril ceremonial, por ejemplo, si alguien está teniendo un mal viaje, el chamán lo «lavará» con incienso o copal, pero nunca le dará un mataviajes. Hay que tomar en cuenta que, para él, un mal viaje no es malo, sino solo algo que el psiconauta debe vivir o purgar.

Por otro lado, los mataviajes tampoco se usan de manera frecuente en la terapia asistida con psicodélicos porque este contexto entiende al mal viaje como una experiencia difícil que, sin embargo, permite comprender aspectos de uno mismo durante la integración. ¿Por qué viste la cara de tu agresor en el guía? ¿Por qué estuviste pensando en cierta persona de tu vida durante media hora de tu viaje? Este tipo de preguntas son de gran utilidad cuando se analizan junto con un experto.

Es en el carril recreativo donde más comúnmente vemos el uso de estos medicamentos. Los psiconautas han aprendido que, con estas sustancias, pueden bajar de sus malos viajes y tranquilizarse. El problema con esto es que los mataviajes son medicamentos serios que uno debe tomar solo bajo la supervisión de un psiquiatra.

También, en cuanto a los riesgos que implican los enteógenos, es importante considerar que los únicos legales (en un entorno médico) son el cannabis y la ketamina. Por lo tanto, los psiconautas y médicos que portan estas sustancias deben ser conscientes de que su posesión puede acarrear consecuencias legales, incluyendo acusaciones por narcotráfico.

Por otro lado, existen el riesgo social y el potencial abuso de estas sustancias. Un fenómeno que preocupa es el aumento de psiconautas de largo alcance, es decir, personas que han realizado, por ejemplo, cuarenta o cincuenta viajes con ayahuasca. Esto es alarmante, ya que estas sustancias no están diseñadas para un consumo frecuente, como el uso mensual. Incluso desde una perspectiva científica, se ha observado que los receptores involucrados en la experiencia psicodélica continúan actuando durante un periodo aproximado de seis meses después, lo que refuerza la necesidad de moderación.

Una pregunta que me hacen mucho es cuántas veces deben consumir una determinada sustancia, y mi respuesta es que depende de cada persona. La verdad es que no son sustancias para toda la población y, a pesar de lo que digan muchos psiconautas, no es obligación de todo ser humano adulto probar los psicodélicos al menos una vez.[4]

Aunque la mayoría de los psicodélicos tiene un poder adictivo bajo, sí se puede generar una dependencia psicológica. Un ejemplo de eso sería llegar al punto en el que ya no se pueden disfrutar los festivales de música sin el efecto de algún enteógeno. Otro caso sería el de una pareja que no puede tener relaciones sexuales sin el uso del MDMA.

Parte de la educación sobre estas sustancias implica entender que no conocemos sus efectos a largo plazo. Tampoco contamos con estudios clínicos que nos digan cuál es el futuro de

---

[4] Incluso hay personas a las que, por diversas razones, los psicodélicos les caen mal o nada más no les hacen efecto.

quienes llevan una década o más consumiendo psicodélicos con regularidad.

La minimización de riesgos no solo salva vidas, sino que permite que las experiencias psicodélicas sean más seguras y constructivas. Una sociedad informada y preparada puede aprovechar el potencial terapéutico y transformador de estas sustancias mientras protege a quienes decidan explorarlas.

Hacia una psiquiatría integrativa

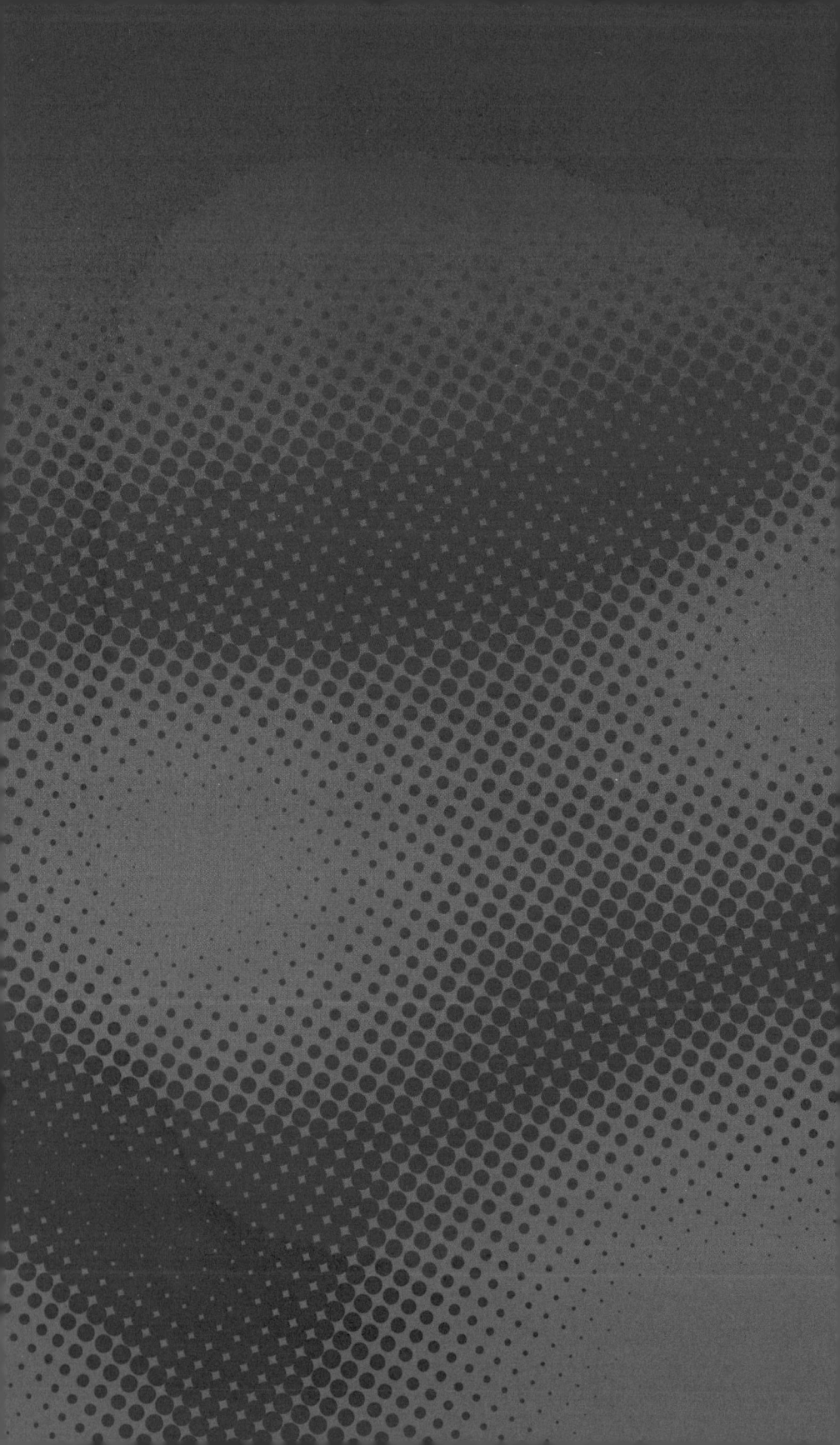

MÁS ALLÁ DE LA MENTE: MI HISTORIA

El temblor

¿Cómo llegué a la psiquiatría? Para responder eso, debo regresar al jueves 19 de septiembre de 1985. Tenía 10 años y estaba en ese típico limbo entre ser niña y adolescente. Ese día, yo iba a presentar un baile en mi escuela, en la colonia Roma, y por eso tenía que llegar antes. Salimos corriendo de la casa; íbamos muy retrasados.

Estábamos a una cuadra de la escuela, cuando todo se empezó a mover.

—Tranquilas —dijo mi papá, quien ya tenía experiencia con los temblores—. No se asusten, todo va a estar bien.

Pero, poco después, fue evidente que ese no era un temblor más. La tierra debajo de nosotros crujía, los edificios de alrededor se tambaleaban, y sus cristales se hacían añicos.

—¡Bajen la cabeza! —gritó mi papá, ya sin la tranquilidad de antes.

Yo no podía obedecerlo; estaba paralizada, observando cómo mi colonia se derrumbaba ante mis ojos.

Nos quedamos allí, en el coche. Vi cómo se desplomó mi escuela. Las personas —muchas de ellas, en sus edificios— gritaban y pedían auxilio.

En el camino de regreso a nuestra casa, vi cosas que habrían traumado a cualquier adulto y más a mí, con solo 10 años: cuerpos tirados en la calle; un fuerte olor a gas, sangre y podredumbre.

Recuerdo muy poco de lo que pasó después. No tengo idea de cómo llegamos a mi casa, pero sí sé que encontramos a mi mamá en camisón y muerta de miedo, luego de buscarla un rato.

Las casas de muchos vecinos solo eran escombros; la nuestra se mantuvo en pie, pero se dañó.

Nos fuimos a Toluca porque mis tíos maternos nos dieron asilo temporal. Yo quedé muy afectada. Fueron meses y meses en los que reviví esas imágenes una y otra vez en mi cabeza, como si el temblor se replicara infinitamente. Por si eso fuera poco, tanto mi familia como yo nos íbamos enterando de que amigos y conocidos que habían muerto en el terremoto. Era una realidad que simplemente no cabía en mi cabeza y me tenía muy confundida. Fue devastador.

Es común que quienes sobreviven a un evento traumático adquieran hipervigilancia, es decir, una sensibilidad extrema a los estímulos del entorno. Fue lo que me sucedió: mi sistema nervioso se convirtió en un radar de supervivencia. Aunque el peligro del sismo ya había pasado, algo muy dentro de mí creía que podía volver a ocurrir en cualquier momento. Esto me dejó con las antenas en alerta constante y la adrenalina corriendo siempre por mis venas. Cualquier ruido me asustaba y el olor a sangre se me quedó impregnado; incluso hoy en día, siendo médico, me inquieta.

Ahora entiendo que estaba presentando un TEPT, que es un cuadro grave de ansiedad en el cual la persona que lo padece revive su trauma de manera constante. En mi caso, esto se agudizó cuando regresamos a la Ciudad de México a vivir otra vez en la colonia Roma; incluso volví a la misma escuela en cuanto terminaron de reconstruirla. Fue muy difícil volver a esas calles en las que fui testigo de tanta devastación. Me quebró la cabeza. Así comenzó mi adolescencia.

Mi papá también quedó muy afectado y comenzó un rápido deterioro de su salud que terminaría pocos años después con su muerte, debido a un cuadro fulminante de artritis reumatoide y pénfigo vulgar (ambas, enfermedades autoinmunes). Con mi mamá, por otro lado, la relación era distante en ese entonces, así que la pérdida de mi papá terminó por aniquilar mi estabilidad emocional. Me sentía sola por completo.

La loca

Para quienes nacieron en el siglo XXI esto podría ser difícil de creer, pero en los tiempos en los que yo crecí no se hablaba de salud mental. O eras «normal» o eras «raro». Sí, ya había psicólogos y psiquiatras, pero se creía que solo ayudaban a los «loquitos» en crisis. Las palabras *depresión* y *ansiedad* se usaban poco y, por lo general, de manera incorrecta. Ni qué decir de la salud mental de los niños: era casi impensable que fueran a terapia para procesar un trauma. La vida seguía pese a todo y uno continuaba con ella.

Por otro lado, mi generación creció con películas como *El resplandor* o *Carrie*, en las que los locos lo eran en serio: personas envueltas por completo en una psicosis que las convertía en peligros para la sociedad y que no tenían control alguno sobre sus actos; si una película tenía personajes con problemas de salud mental, podías estar seguro de que era de terror o, en el mejor de los casos, de comedia. Esto refleja una sociedad que evitaba, estigmatizaba y se burlaba de la salud mental. En mi adolescencia, lo último que deseaba era que me vieran como una loca.

Aun así, sentía que no podía seguir viviendo. La vida se volvió algo abrumador y que me exigía demasiado. Dormía muy mal. Desarrollé trastornos alimenticios. Presentaba muchos signos de que algo no estaba bien en mi mente, pero nadie se daba cuenta de eso. Además, mi mamá, después de la muerte de mi papá, se fue apagando por la tristeza, muriendo en vida hasta convertirse en un fantasma vestido de negro que rondaba mi casa; la perdí durante dos años, ya que su duelo y depresión le impedían funcionar.

Esto aceleró mi maduración. De repente, yo era la encargada de los temas del hogar. Vivíamos en un dúplex, mis abuelos en la planta baja y nosotras arriba, así que era frecuente que yo bajara a preguntarles a mis abuelos sobre dudas básicas para poder resolver ciertas tareas del hogar. Sin embargo, poco después murió mi abuelo a causa de una embolia, y esa pérdida terminó de quebrarme. A estas alturas, ya era una joven rota en lo interior que atravesaba una grave crisis depresiva no diagnosticada, pero también con una gran responsabilidad sobre los hombros. Si yo me tiraba a dormir toda la tarde, ¿quién respondería en la casa?, ¿quién cuidaría a mi hermana y a mi perrita?

Mi único refugio, lo que me mantenía viva en ese entonces, era el arte. Me metía a pintar, escribir y componer canciones en un cuartito abandonado de mi casa, al cual apodé «París» porque aquella ciudad representaba mi idea de un paraíso en la tierra. En mi mundo de fantasía, yo era una exitosa artista plástica que vivía ahí, pasaba sus mañanas pintando y, en las tardes, socializaba en cafés con escultores, músicos y poetas. En París no tenía que preocuparme por mi mamá, ni cuidar a mi hermana o estar al pendiente de la casa; allí podía expresarme y llevar una vida completamente libre. El problema era que, eventualmente, tenía que salir de París y enfrentar la realidad. Me convertí en una adolescente muy rebelde y complicada; era muy difícil para las demás personas comunicarse conmigo. Mi mente se convirtió en un lugar muy oscuro y las ideaciones suicidas me atormentaban con regularidad.

Tal vez lo más desgarrador de todo esto es que no compartía mi dolor con nadie excepto con mis cuadernos, mis lienzos y mi guitarra. Por fortuna, en la prepa apareció una figura importante —y que yo necesitaba mucho— en mi vida: una maestra que se volvió una especie de consejera y terapeuta para mí. Tan poderosa fue su presencia en mi vida que comencé a enamorarme de ella. ¿Y cómo no hacerlo si era mi guía y mi amiga, y me daba contención? Yo trataba de impresionarla llevándole mis cuentos y dibujos; le hacía regalitos. Ella fue un salvavidas en medio de ese huracán de emociones intensas.

Otra cosa que me salvó en la adolescencia fue la gimnasia. Desde muy pequeña practiqué ese deporte y era algo en lo que me podía perder durante horas. Sin embargo, también era muy demandante, y agravó mi trastorno alimenticio y mis altos niveles de ansiedad. Además, el daño que le hacía a mi cuerpo era brutal. Para cuando me gradué de la preparatoria, la gimnasia me había dejado tan lesionada que no pude seguir compitiendo en el nivel que quería.

Algo que siempre le platico a mis pacientes es cómo, casualmente, encontré estos chalecos salvavidas que me ayudaron a no hundirme durante mi adolescencia: mi propio París, mi maestra de confianza y la gimnasia. No exagero al decir que fue gracias a eso que no me maté.

Psiquiatra accidental

Cuando llegó el momento de elegir una carrera, decidí que, como quería seguir pintando, mi camino continuaría en la Escuela Nacional de Pintura, Escultura y Grabado «La Esmeralda», una escuela de arte muy prestigiosa y selectiva.

Entre los Amezcua había todo tipo de artistas —lauderos, escritores y pintores—, así como muchas adicciones. La mayoría de esos creativos están muertos hoy en día a causa de enfermedades relacionadas con el abuso del alcohol y de las drogas. Mi padre, temiendo que yo me encaminara hacia el mismo destino, me insistía con que estudiara una carrera «de provecho».

Esto me lo recordó mi mamá cuando terminé la preparatoria, pero yo le di el avión porque había logrado que me aceptaran en la escuela de arte, que era mi máxima ilusión. Pero ella insistió tanto que terminé por ir, a regañadientes, a Ciudad Universitaria para presentar el examen de admisión a la UNAM, junto con miles de aspirantes.

Recuerdo que aquella mañana había una fila interminable de jóvenes. Mientras esperábamos a que nos dejaran entrar, le pregunté a un par de chicos qué querían estudiar; uno me dijo que Biología y el otro quería ser médico, así que yo me apunté a Biología y Medicina, dos temas que no me interesaban en lo absoluto. Hice el examen al aventón, dibujando figuritas con los círculos que acompañaban a las respuestas de opción múltiple. Ni de loca pensaba estudiar alguna de las dos carreras, pero debía cumplir con el trámite. El día que publicaron los resultados, mi madre, eufórica, me levantó de la cama con el periódico en mano; hacía mucho tiempo que no la veía tan feliz.

—¡CU![1] —gritaba—. ¡Medicina en CU!

....
[1] Ciudad Universitaria.

«¡En la madre!», pensé. «¿Qué voy a hacer yo en la carrera de Medicina?». Mi destino era pintar, escribir, hacer arte.

Quizás pude haber hecho más para convencer a mi madre de que me dejara estudiar Artes Plásticas, pero para ese entonces estaba yo tan rota que no tenía las herramientas ni la determinación para perseguir mis sueños; además, fue de las pocas veces que vi a mi madre sonreír después de las pérdidas tan grandes que habíamos sufrido.

Fue así como mi peor pesadilla se hizo realidad. Yo creo que me fue muy bien en el examen de admisión porque, cuando llegué a la Facultad de Medicina, me pusieron en un grupo de calidad académica en el que me asignaron como tutor a un reconocido psiquiatra, el doctor Juan Ramón de la Fuente, quien impactó de manera muy positiva en mi estancia en la UNAM; siempre me echó muchas porras, y logró algo que parecía imposible: darme la seguridad de sentir que pertenecía, que por fin había llegado al lugar correcto.

Después de varios años de experimentar la rígida estructura de una escuela de monjas, descubrí en la universidad que la vida podía ser divertida, con espacio para el juego y la espontaneidad. Pasaba el tiempo practicando esgrima, yendo al cine y visitando la Facultad de Filosofía y Letras. Por primera vez, tuve novios y novias, y me enamoraba y desenamoraba con esas libertades propias de la juventud.

Tal vez pecaré aquí de narcisista, pero siempre he sido muy buena para absorber y retener información —quizás por mi neurodivergencia—; solo necesito leer una vez un texto para recordar todo lo que dice. Debido a eso, terminé la carrera con excelente promedio y muy poco esfuerzo. Otra cosa que me ayudó en la carrera es que mi creatividad me ha hecho una persona sumamente visual, por lo que a todo le pongo una imagen; en consecuencia, las complejas tablas y gráficas de los libros de texto que a mis compañeros les costaba tanto trabajo descifrar, a mí se me quedaban grabadas sin mucho esfuerzo.

Ya hacia el final de la carrera pensaba que, ya cumplido el capricho de mis padres, recogería mi diploma y me olvidaría para siempre de la Medicina para dedicarme al arte de tiempo completo. No obstante, tanto al doctor De la Fuente como a mis otros mentores de la Facultad esta idea los escandalizó. Me dijeron que de ninguna manera podía abandonar la Medicina y que, si se me facilitaba tanto, ¿por qué no continuar por ese camino? En términos generales, mi respuesta a esta pregunta era que no me gustaban los mocos, la caca o los quirófanos: el olor a sangre me inquietaba tanto como cuando lo conocí durante aquella mañana de septiembre de 1985. Fue entonces que mi tutor me propuso especializarme en Psiquiatría, una rama de la Medicina que no trata con ninguna de esas cosas.

—Eres muy buena escuchando —agregó—, y te gusta contar historias. Practicar la psiquiatría podría alimentar tu lado artístico.

En ese entonces, yo conocía muy poco de esa área. Había hecho prácticas en el Hospital Psiquiátrico Fray Bernardino Álvarez, un lugar sucio, descuidado y caótico —o al menos así lo recordaba—. Además, los protocolos con los alumnos eran terribles; en una ocasión, como castigo, me encerraron en un cuarto con un paciente que me quería besar, por mencionar un ejemplo. Mi desconocimiento sobre la psiquiatría me llevaba a imaginarla como un mundo de personas desquiciadas y en condiciones deplorables.

Me sugirieron que intentara entrar al Instituto Nacional de Psiquiatría. Así que otra vez, medio a regañadientes, hice un examen de admisión: el Nacional para Aspirantes a Residencias Médicas. Una vez más, no estudié, pero salió a relucir mi memoria fotográfica. Cuando me avisaron que había sido aceptada en el INP, no estaba enojada como cuando me aceptaron en

Medicina, aunque sí me sentía ambivalente en cuanto a si ese era en realidad el camino que yo quería seguir. La salud mental no era un tema que me interesara mucho; había llegado al INP por serendipia pura, más impulsada por la vida misma que por algo interno.

Las instalaciones del INP son modernas, pero grises, con cemento expuesto y pocas camas para muchos pacientes. En ese entonces, las leyes con respecto a la experimentación con animales eran mucho más laxas, así que el instituto tenía laboratorios con changos, gatos, ratas, perros y conejos. Había, también, herramientas maravillosas de investigación, como imágenes detalladas del cerebro humano y microscopios electrónicos. Llegar al INP fue como entrar a un mundo nuevo y lleno de posibilidades que cambió mi vida para siempre. Allí nació en mí un amor por las neurociencias y el estudio del complejo órgano que es el cerebro. Y no fue lo único que despertó en mí: por primera vez en años —la última había sido aquel *crush* adolescente, mi maestra de la preparatoria— volví a sentir algo por una mujer, una colega 15 años mayor (pero esa es una historia para otro libro). Mi vida se estaba expandiendo a una velocidad para la que yo no estaba preparada.

Me gradué con una tesis enfocada en trastorno bipolar y psicoeducación. Ese fue el primer eslabón que me llevó a lo que hago hoy, que, en términos generales, es educar a la gente —y un ejemplo es este libro—; yo no «trato» o «curo» a mis pacientes, los educo, ya que un gran obstáculo para las personas que viven con una enfermedad mental es la falta de autocomprensión. Allí empecé a estudiar temas como la medicina del estilo de vida, la nutrición y otros aspectos de la psiquiatría integrativa que, hoy en día, son claves para mi práctica.

Lo cierto es que la vida me ha traído, de forma muy sabia, hasta donde estoy. Y digo que fue muy sabia porque ahora amo lo que hago. No solo eso, sino que no me veo dedicándome a otra cosa. En cuanto al arte, mi tutor tenía razón: la psiquiatría es, sin duda, una forma de hacer arte; día con día, trabajo con mis pacientes para repensar y reescribir sus historias, y relatarlas de una forma que los ayude a sanar. He descubierto que un verdadero artista es aquel que encuentra arte en todos lados.

Alumna de los pacientes

Al salir del INP obtuve una beca para ir a la Universidad de Wisconsin, en Madison, y al hospital de veteranos de guerra de esa ciudad; este fue otro eslabón que me llevó al tipo de psiquiatría que hoy practico. Los veteranos de guerra, quienes sufrían casos graves de TEPT, eran tratados de maneras muy convencionales por los doctores, cuyo limitado enfoque *by the book* se basaba en etiquetar, de manera muy simplista, casos complejos. Lo que sí hacían muy bien en Wisconsin era abordar el tema de la salud mental desde una visión neurocientífica, los expertos de allí me enseñaron la técnica de las neurociencias con gran detalle. Sin embargo, mis verdaderos maestros fueron los pacientes; al platicar con ellos de persona a persona —más que de médico a enfermo— supe que el tratamiento ortodoxo que recibían no era suficiente para mitigar, y mucho menos curar, sus cambios de humor, depresión, pérdida de apetito o insomnio incapacitante.

En hospitales como ese uno se enfrenta a la locura verdadera, a aquellos casos que han resistido varios tipos de tratamiento y para los que no parece haber salida. Los pacientes de allí son como hermosos laberintos en los que perderse es parte de acercarse a la verdad. Los veteranos me contaban que nada les funcionaba y que, a escondidas de sus psiquiatras, utilizaban mariguana, LSD[2] y hongos psilocibios, con muy buenos resultados, para tratar su TEPT; yo quedé muy impactada con la valentía de esos pacientes y con cómo esas sustancias externas a la psiquiatría mejoraban su estado emocional.

También caí en cuenta de lo absurdo y potencialmente dañino que puede ser etiquetar a alguien con un trastorno mental. Si alguien, cuando era niña, me hubiera dicho «eres depresiva», estoy segura de que mi vida habría sido distinta para mal, porque yo me habría entendido como alguien definido por la depresión. Esas etiquetas, además, son las que llevan a estos tratamientos farmacológicos largoplacistas que tenemos hoy en día y que resultan obsoletos e insuficientes. La verdad, no ha habido un avance significativo en la farmacología de la salud mental en mucho tiempo.

Esta experiencia en Wisconsin amplió mi visión acerca de lo que implica tratar la salud mental de manera integral. Aprendí a ver más allá de los límites impuestos por los protocolos médicos y las farmacéuticas, y comprendí que el verdadero avance en psiquiatría no solo debe basarse en etiquetas y tratamientos tradicionales, sino en una comprensión y escucha profunda de cada individuo, y en una mayor apertura hacia métodos y sustancias alternativas que, en muchos casos, ofrecen un alivio real y tangible a los pacientes.

Era irónico, pero a mi regreso, comencé a trabajar en la industria farmacéutica mientras mantenía mi práctica privada. Pasaría los siguientes 15 años trabajando con las empresas farmacéuticas más grandes del mundo, desempeñándome en áreas como investigación y desarrollo, educación a pacientes y *marketing*. El trabajo con estas compañías no me era muy demandante, así

....

[2] Dietilamida del ácido lisérgico.

que podía continuar con mi práctica clínica; además, me entretenía mucho y era muy lucrativo. Sin embargo, con el paso del tiempo, y debido a las ideas que se habían estado cocinando en mi cabeza desde mi trabajo con los veteranos de guerra, comencé a sentirme incómoda con lo que hacía allí. Ver las entrañas de la industria me llevó a hacerme muchos cuestionamientos éticos. Cada vez me involucré más en ONG y en proyectos relacionados con la educación de los pacientes, mientras intentaba distanciarme de las farmacéuticas. Aunado a todo esto, viví grandes cambios en el plano personal; entre otras cosas, me casé con una mujer y tuvimos a Jerónimo, el primer bebé mexicano con un acta de nacimiento homoparental; un par de años después, me divorcié.

Cuando el juez revisó la demanda de divorcio en la que mi exesposa pedía la custodia de Jerónimo, me informó que, aunque legalmente yo era la madre por haberlo dado a luz, quien en realidad lo estaba criando era ella, pues yo me dedicaba casi por completo a mi carrera. Agregó que, si quería obtener la custodia de Jerónimo, tendría que renunciar a mi trabajo y criarlo. Fue un momento muy difícil, pero, otra vez, la vida me empujaba hacia donde debía ir. Estaba en un trabajo que nunca me apasionó y que ya me incomodaba, y ahora se me presentaba la excusa perfecta para renunciar.

De repente, me encontré con una mano adelante y otra atrás: divorciada, sin trabajo y con un niño de dos años y medio que dependía por completo de mí y al que, en efecto, no había criado debido a que prioricé mi trabajo. Fue así como tomé la decisión impulsiva de mudarme a Valle de Bravo y allí, conviviendo día a día con Jerónimo, me di cuenta de que él, como yo, era neurodivergente.

El panda guerrero

Hasta hace no mucho tiempo, las historias de embarazo, parto y maternidad eran idealizadas, enternecedoras y hasta mágicas. Las mujeres teníamos que reportar que nos sentíamos realizadas por la maternidad. Sin embargo, la realidad es que el embarazo, el parto y la maternidad son experiencias distintas para cada mujer, y estos mitos generan una gran presión sobre lo que una madre debería sentir.

Mi historia con Jerónimo es muy bonita, pero también muy complicada. Yo nunca fui de esas mujeres que siempre supieron que querían ser mamás y, por muchos años, siendo gay, incluso pensé que sería imposible. Pero después tuve una relación romántica en la que hubo mucho amor y surgió en nosotras el deseo por tener un bebé. Luego de varios estudios, los médicos nos informaron que yo tenía mayores probabilidades de embarazarme a través de fecundación *in vitro*. Cuando llegó el momento de buscar a un donador de esperma, de inmediato pensé en Jeremy, un amigo y colega que, curiosamente, fue mi novio en la UNAM. Tiempo después de la universidad, tomándonos un café en la colonia Roma tras años de no habernos visto, ambos le confesamos al otro que éramos homosexuales; entonces Jeremy, sin que yo le mencionara nada, me dijo que si algún día me surgía el deseo de ser mamá, él con gusto se ofrecía como donador de esperma. Contra todos mis pronósticos, y pasados muchos años, ese día llegó.

Después de inyectarme montones de hormonas, me colocaron dos embriones. Cuando mi ginecóloga, que además es una buena amiga mía, me mostró una foto de los embriones injertados, noté que uno se parecía a un panda, y el otro, a una flor; para mí, eso significaba que eran un niño y una niña. Tuvimos la suerte de que la fertilización pegó al primer intento, algo que no es común. La flor se perdió en el camino, pero el panda sobrevivió: estaba embarazada. La gestación fue relativamente fácil, aunque, también, todo un reto en lo que respecta a mi imagen física; siempre he luchado con temas de dismorfia corporal, con aceptar mi cuerpo como es, y verme transformada en una mujer con caderas anchas y senos grandes fue algo difícil para mí. Además, debido a las hormonas y a que el hecho de ser mamá en una familia homoparental me aterraba, mi salud mental se desequilibró; comencé a sentir altísimos niveles de ansiedad.

Para mí, la ansiedad siempre ha sido algo muy físico. Desde el terremoto de 1985, comencé a sufrir intensos ataques de pánico en los que se me paralizaban la cara y las manos, y experimentaba un hormigueo intenso en el pecho y los brazos. También me ocasionaban problemas de respiración y unas palpitaciones tremendas, como si me estuviera dando un infarto.

Una tarde, ya a mitad de mi embarazo y con el vientre muy visible, iba manejando sobre el segundo piso del Periférico cuando, de la nada, comencé a experimentar esos síntomas que yo conocía tan bien: me faltaba el aire, no podía tragar saliva, me dolía el pecho y creía que iba a morir en cualquier momento. En lo primero que pensé fue en mi hijo; atrapada en el tráfico de la Ciudad de México, estaba convencida de que daría a luz allí, en mi camioneta, y que esto tendría consecuencias graves y terribles. Me estacioné en el carril derecho, apagué el motor y... La verdad es que no recuerdo bien lo que pasó después; sé que dejé las llaves puestas y caminé por el segundo piso hasta que, por fin, encontré una salida para bajar; terminé escondida debajo de un puente, encogida como bola, temblando, sintiéndome en un gran peligro y por completo indefensa frente a la vida.

Varias personas se acercaron, alarmadas, y me preguntaron qué sucedía.

—Estoy muy mal —les dije.

Esos buenos samaritanos me llevaron a una tiendita cercana donde me dieron agua y té, y luego localizaron a mis familiares para que vinieran por mí.

Esa no fue la primera ni la última crisis de ansiedad que experimenté durante el embarazo. Era normal que estos episodios se desencadenaran por pensamientos catastrofistas: que sería una mala madre o que mi hijo nacería con alguna discapacidad que requeriría cuidados que yo no le podría dar; son las típicas ideas irracionales de la ansiedad: no son reales ni tienen sentido, pero se sienten muy verdaderas. Mi salud mental alcanzó un punto crítico en la semana 39, cuando experimenté una ansiedad y desesperación insoportables. Segura de que el bebé y yo moriríamos en cualquier momento, le marqué a mi ginecóloga.

—Ya no puedo más —le dije—. Por favor, llámales a todos. Necesito que mi parto sea ahora.

«Todos» incluía a mis amigos involucrados en el proceso: la ginecóloga, la anestesióloga, el neonatólogo y el pediatra.

—¿No querías un parto natural? —me preguntó ella.

Varias veces le había explicado que mi parto no sería en un hospital, sino en mi propia casa, rodeada de flores coloridas y serenidad, y que lo ambientaría una *playlist* de música relajante. Para la llegada de mi hijo a este mundo, le había dicho en repetidas ocasiones, no quería saber nada de doctores, cesáreas o anestesia epidural. Sin embargo, esa perspectiva se desmoronó ante mi ansiedad.

—Necesito que me lo saques ya. Me estoy muriendo. El niño se va a morir.

Al final, Jerónimo no nació en mi casa, sino en una fiesta, con todos mis amigos y mi esposa. Mi *playlist* de música relajante fue sustituida por cumbia, merengue, bachata, risas y bromas. No fue el parto sereno que había imaginado, pero fue muy alegre, una celebración digna de la llegada de una vida al mundo.

ESPIRITUALIDAD

Ya sé que suena a cliché, pero es real: la espiritualidad es el enlace que une mente, cuerpo y espíritu, permitiendo un equilibrio integral en nuestras vidas.

En la psiquiatría integrativa, este punto es fundamental porque aborda no solo los síntomas visibles, sino también las raíces de nuestro bienestar emocional y mental. Cuando exploramos lo espiritual por medio de rituales, prácticas meditativas o reflexiones internas, conectamos con un propósito más amplio que sirve como ancla en momentos de transformación. Esto es crucial cuando usamos sustancias psicoactivas porque la espiritualidad nos da contención y guía, y así evita que estas experiencias se vuelvan caóticas o carentes de significado. En este capítulo, recorreremos algunos de los pilares que sustentan esta conexión entre lo espiritual y nuestra salud mental.

El vacío

Ya comenté que estudié entre monjas con métodos pedagógicos muy de la vieja escuela, tanto, que había castigos físicos. Una de las cosas que más odiaba de ese colegio eran los rituales, ya que pasábamos demasiado tiempo en misa; lo único que me gustaba de esas ceremonias eran las canciones.

Siempre fui una niña muy rebelde que confrontaba a sus maestros, sobre todo de catecismo; no entendía, por ejemplo, cómo se podía embarazar una mujer virgen y cuestionaba a las monjas. Era muy inquieta, siempre defendía mis derechos y los de mis amigos. Entendía también que mi mamá era muy creyente y que mi papá, aunque igual era católico, tenía una relación más compleja con su religión. Con el tiempo, descubrí la razón detrás de esa ambigüedad que siempre había percibido en mi papá con respecto al catolicismo.

Él nació en Zamora, Michoacán. Cuando tenía 6 años, el padre Marcial Maciel, fundador de los Legionarios de Cristo, les ofreció a sus abuelos llevárselo a Europa y encargarse de su educación. No sé cómo ni por qué, la familia de mi papá accedió.

Así que Maciel se llevó a mi papá, junto con muchos otros niños mexicanos. Más tarde, se descubrió que ese padre en realidad era un monstruo, puesto que se aprovechaba de su posición en la jerarquía eclesiástica para abusar sexualmente de niños.

Algunos de esos chicos se convirtieron en sacerdotes, mientras que otros, como mi papá, se escaparon en cuanto llegaron a la mayoría de edad. Él llegó a México sin estudios formales, aunque con toda la cultura que había adquirido durante sus años en el Vaticano. Además, era un gran lector y un hombre curioso, interesado en todo. Estudió un par de maestrías en Letras y después se doctoró.

Lo poco que sé de esta terrible historia lo descubrí después de la muerte de mi abuela. Entre sus pertenencias, encontré una caja llena de cartas que mi papá le mandó durante los 12 años que pasó en Europa. En ellas, aunque no lo decía textual, pedía ayuda de manera velada.

Mi papá conoció a mi mamá y, poco tiempo después, se casaron. Supongo que debió de ser muy confuso para él comprometerse con alguien tan entregada a los ritos católicos. Para nosotros eran obligatorias las misas de los domingos, la primera comunión y la confirmación. Nunca conecté con la religión institucional. Resumiría mi relación con el catolicismo como un constante conflicto lleno de pleitos y desafíos. Me aterraba entrar a una iglesia y ver al Cristo crucificado y ensangrentado. Las culpas y la dualidad infierno-paraíso nunca tuvieron sentido para mí.

A mis 17 años, decidí romper por completo con la religión, una decisión que se solidificó al enterarme de lo ocurrido con mi papá. Si Dios existía, ¿cómo permitió que la Iglesia dañara a tantos niños? Basta con indagar un poco para darse cuenta de que muchas religiones funcionan como sistemas corruptos cuya principal misión es la adquisición de poder.

Lo que siguió a esa completa liberación de la espiritualidad no fue fácil. Tras la muerte de mi papá, me invadieron una soledad profunda y un miedo aterrador. Si Dios no existía y la vida espiritual no era más que una cortina de humo para ocultar los horrores de la existencia, ¿entonces cuál era el sentido de vivir? Fue una época marcada por la oscuridad, la desesperanza y una soledad que parecía no tener fin.

El propósito

Cuando estaba embarazada de Jerónimo, durante una de esas intensas crisis de pánico que mencioné casi al inicio del libro, me arrodillé por primera vez en muchos años y le pedí ayuda a Dios al sentir que no tenía otra salida.

Fue entonces, en uno de mis momentos de mayor hundimiento, cuando entendí la importancia de volver a cultivar una vida espiritual. Tal vez no podía regresar al catolicismo, pero necesitaba mantener a Dios presente en mi vida; estaba a punto de ser madre y me aterraba no estar a la altura del desafío. Allí comenzó mi profundo cuestionamiento sobre la fe, la espiritualidad y la religión. Al leer sobre diferentes creencias, me acerqué al budismo y me uní a una sangha,[1] donde fui feliz al enterarme de que ahí también cantaban.

Durante las semanas previas al nacimiento de Jerónimo y los primeros cuatro o cinco años de maternidad, me apoyé mucho en la filosofía budista. Fue a través de ella que comprendí qué era la meditación y los beneficios que aporta a la salud mental. Además, me abrió la puerta para reconectar con la fe y la espiritualidad.

En mis investigaciones y en mi práctica profesional descubrí que las personas de Oriente que practican esta religión presentan una menor prevalencia de depresión, ansiedad y otras enfermedades mentales, así como de padecimientos cardiometabólicos. También revisé varios estudios que relacionan el misticismo, la espiritualidad y otros estados no ordinarios de conciencia con importantes beneficios para el bienestar —o *wellness*, como dicen en Instagram— de las personas.

....

[1] Comunidad religiosa.

Tomando en cuenta lo anterior, decidí estudiar y certificarme en *mindfulness*, una receta occidental para la meditación basada en la ciencia en lugar de la fe.[2] Las herramientas que me dieron el budismo y el *mindfulness* cambiaron por completo mi estilo y calidad de vida; pasé de tener graves problemas de ansiedad, depresión y trastornos alimenticios, a ser más serena, motivada y feliz. Por supuesto, lo primero que pensé en cuanto noté estos cambios fue que debía recomendar estas prácticas a mis pacientes.

Seguí profundizando en el tema de la espiritualidad y descubrí la obra del filósofo y psicólogo austriaco Viktor Frankl. Sobreviviente del Holocausto, Frankl escribió *El hombre en busca de sentido*, una obra maestra en la que relata sus experiencias en un campo de concentración nazi. De Frankl, alguien que logró encontrar significado en medio de las circunstancias más aterradoras, aprendí que la falta de un propósito claro en la vida es casi siempre un camino directo hacia las enfermedades mentales.

Y entonces, ¿cuál era mi propósito? Había elegido la psiquiatría por una promesa que le hice a mi padre, pero ¿era eso a lo que quería dedicarme el resto de mi vida? Además, en ese momento aún trabajaba en la industria farmacéutica, algo que no terminaba de encajar con mis principios morales.

Entré en una crisis en la que, de pronto, comencé a poner en duda no solo mi pasado, sino también mi futuro. No utilizo la palabra *crisis* con una connotación negativa, ya que el

---

[2] Lo maravilloso del *mindfulness* es que cualquier persona puede practicarlo. Recuerdo que, en mis primeras clases, cuando me resultaba imposible permanecer quieta por más de un par de minutos, mi maestro me sugirió meditar en movimiento: caminando, comiendo o bañándome, entre otras actividades.

cuestionamiento y la duda son esenciales para una vida plena. Como dijo el dramaturgo alemán Bertolt Brecht: «La crisis se produce cuando lo viejo no acaba de morir y lo nuevo no acaba de nacer». Yo estaba en ese limbo, en pleno cambio, sin saber aún en quién me convertiría.

Inicié una búsqueda espiritual que me llevó a lugares como Perú y la India. También profundicé en el significado del propósito según las distintas religiones del mundo. La conclusión a la que llegué es que el ser humano necesita tener fe en algo, una luz —cualquiera que sea— que lo guíe en su camino. Esa luz es a lo que yo llamo «propósito»; sin embargo, encontrar el interruptor que la encienda lleva tiempo y no es tarea sencilla.

Los nuevos dioses

Entre los aspectos que más me preocupan de la vida moderna está, sin duda, el vacío espiritual que noto en muchos niños y jóvenes. Estas generaciones, en su mayoría, carecen de una noción clara de religión o espiritualidad, lo que ha hecho que, para los psicólogos, sea más difícil trabajar con ellos los temas relacionados con la salud mental.

Los propósitos de vida de muchos de estos niños y jóvenes, si es que los tienen, suelen ser superficiales y efímeros. Este fenómeno es, en gran parte, resultado de generaciones como la mía, que se sintieron defraudadas por las instituciones religiosas y transmitieron ese escepticismo a sus hijos. Mi hijo Jerónimo, por ejemplo, rara vez ha pisado una iglesia.

El 90% de mis pacientes jóvenes aspira a ser futbolista, político, *influencer* o incluso narcotraficante. Ante la ausencia de un Dios religioso, niños y adolescentes buscan a sus dioses entre las figuras famosas. En esta era en la que se veneran la fama y el dinero, la oración, los mantras y los ritos de paso parecen no tener cabida.

Hablar de espiritualidad puede parecer etéreo o abstracto, pero en realidad es un fundamento de la salud integrativa. El jesuita francés Joseph de Guibert la comparaba con un puente: una estructura que permite cruzar algo que, de otro modo, no podríamos atravesar solos. Al igual que con la espiritualidad, los puentes pueden tener distintos diseños y materiales, y cada persona es libre de construir el que mejor se adapte a sus necesidades.

Me gusta esta analogía porque presenta la espiritualidad como una herramienta que nos da libertad y no como una lista de dogmas que nos limitan. Sin embargo, sin ritos ni propósito, una vida espiritual es tan imposible como construir un puente sin materiales.

Comunidad, tierra, canto y rituales

En mis viajes de búsqueda espiritual, como el que hice a la India, comencé a conocer el chamanismo por medio de conversaciones con mujeres y hombres medicina de distintos pueblos, y en ellos descubrí una cosmovisión por completo distinta a la que estaba acostumbrada. Para esa gente, Dios no es un señor barbudo en el cielo, sino la Pachamama, la Madre Naturaleza. Estos chamanes veneran al fuego, al viento, al agua y a la tierra.

Esta concepción de Dios como algo inherente a la naturaleza resonó mucho más en mí que el catolicismo estricto con el que fui criada. Al combinar la espiritualidad del budismo con las enseñanzas del chamanismo, descubrí una forma de conexión espiritual que resultó muy valiosa para mí.

En este viaje noté muchos paralelismos entre la psiquiatría y el chamanismo, a pesar de que este último ha sido ignorado o despreciado por la medicina occidental durante mucho tiempo:

- **Comunidad:** Parte fundamental de la espiritualidad radica en hacer comunidad. En contraste, hoy vivimos en una sociedad donde las personas se aíslan para habitar pequeños mundos reflejados en la pantalla del teléfono. La comunicación interpersonal se ha reducido, muchas veces, a *emojis* y mensajes breves. Resulta irónico que llamemos «comunidades» a las redes sociales, las cuales no cuentan con ningún atributo para construir una verdadera comunidad. Recuperar el sentido de *comunidad* nos acerca no solo a los demás, sino también a nosotros mismos.

- **Tierra:** Nuestra relación con la naturaleza no solo beneficia al medioambiente, sino también a nuestro bienestar. Cuando comenzamos a preocuparnos por lo que nos rodea, de manera inevitable empezamos a atendernos a nosotros mismos. Reconocer nuestra conexión con la Tierra nos devuelve una perspectiva más equilibrada y saludable.

- **Canto:** En las prácticas chamánicas, el canto siempre juega un papel crucial. Su ritmo conecta a los participantes con su respiración y su frecuencia cardiaca, y a menudo los conduce a estados de trance donde la mente encuentra paz. Incluso fuera de estos contextos, cantar puede ser una herramienta poderosa para calmarse y reconectar con uno mismo.

- **Rituales:** Los ritos de paso son esenciales para procesar conceptos como el tiempo, la vida y la muerte. Sin importar el tipo de puente espiritual que construyamos, los rituales deberían ser parte de nuestra práctica cotidiana. Cada uno de los grandes proyectos de vida —el matrimonio, traer una nueva vida al mundo, despedir a un ser querido— merece ser acompañado de un rito que nos ayude a darles significado y profundidad.

La ciencia respalda estos actos chamánicos milenarios y ha demostrado sus beneficios para la salud mental. Estas prácticas nos enseñan a estar más en el presente y a reaccionar con más calma. Encontrarme con ellas no solo cambió mi manera de ver la espiritualidad, sino también de vivir el mundo y conectar con los demás. Reconocer la sabiduría ancestral en estos rituales nos recuerda algo sencillo, pero profundo: la cura, muchas veces, está en lo básico: en la comunidad, el canto, el contacto con la tierra y el poder de los rituales.

¡Shhh!

Cuando estoy frente a un paciente que, como yo en algún momento, se ha alejado de manera intencionada de la espiritualidad, o que nunca ha tenido una vida espiritual por diversas razones, la primera pregunta que le hago siempre es:

—¿Cuál es tu propósito?

No hablo de Dios ni de fe, sino de algo más simple y profundo: la conexión con uno mismo.

El primer ser con el que debemos entablar una relación espiritual es con nosotros mismos, y ¿cómo se comunica alguien consigo mismo? Es lamentable, pero muchos de nosotros no sabemos contestar esta pregunta y la respuesta es simple: el silencio.

Hoy en día, tenemos la posibilidad —o quizás, la maldición— de estar con frecuencia entretenidos. Con pódcast, videos de YouTube, música y publicaciones de redes sociales, podemos pasar días, semanas o incluso toda una vida sin conectar en realidad con nosotros mismos. ¿Por qué le tememos tanto al silencio y al aburrimiento? Tal vez porque son las herramientas más poderosas que tenemos para escucharnos.

Sea cual fuere el tipo de puente espiritual que queramos construir —ya esté vinculado a una religión formal o sea independiente—, su base siempre será el silencio; este, inevitablemente, nos lleva a plantearnos preguntas filosóficas como «¿quién soy?» y «¿qué hago aquí?», las cuales, a su vez, abren la puerta al misticismo.

Para mí, la espiritualidad fue la pieza que faltaba en mi rompecabezas. Había explorado la mente por medio de la psiquiatría y el cuerpo, mediante la medicina integrativa, pero no fue hasta que reconecté con lo espiritual que todo hizo clic. Entendí que, sin un propósito y un vínculo con algo mayor que yo, el camino hacia la sanación queda incompleto. Por eso, considero la espiritualidad como el primer pilar de la psiquiatría integrativa: es la raíz desde la que crecen todas las demás prácticas. No importa cómo la definamos o experimentemos, lo importante es que esté presente, brindándonos la fuerza y el enfoque necesarios para sostenernos en nuestro viaje hacia el bienestar.

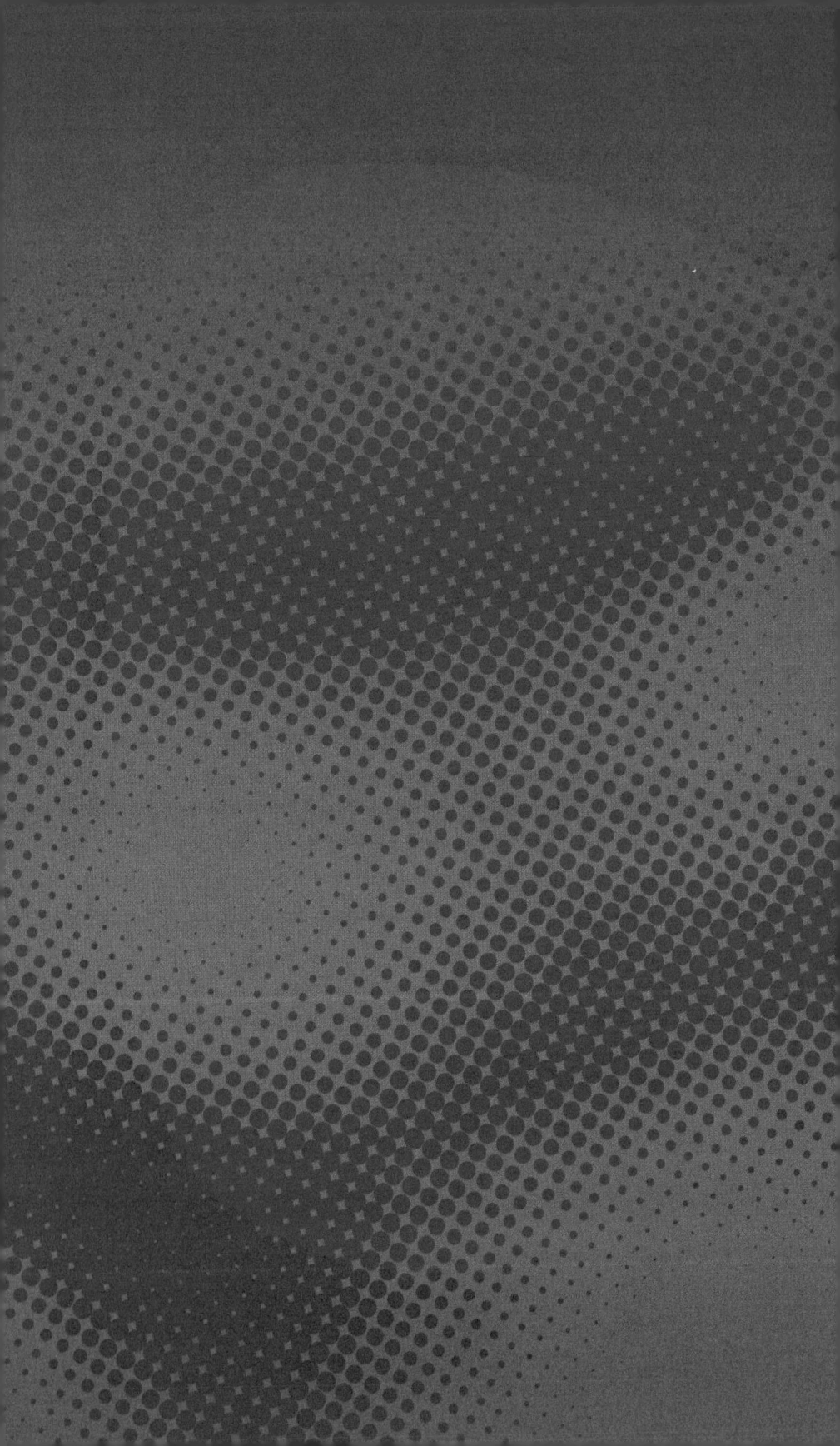

MENTE

La mente según la psiquiatría integrativa

¿Cómo piensa el ser humano? ¿Qué es la mente? ¿A qué se le llama *conciencia*? Estas preguntas no solo han fascinado a las neurociencias, sino que han impulsado avances cruciales en las ciencias médicas relacionadas con la salud mental.

La mente, ese fenómeno complejo y multidimensional, ha dejado atrás las concepciones simplistas del pasado. Ya no es una nubecita desvinculada del cuerpo; ahora se reconoce como una pieza clave en la tríada mente-cuerpo-espíritu (esta relación será explorada más a fondo en el capítulo dedicado al cuerpo).

Antes se creía que la mente era solo cosa del cerebro, como si fueran cables que se comunican con chispazos eléctricos y químicos; sin embargo, hoy sabemos que es mucho más que eso. Otros sistemas del cuerpo también influyen mucho en cómo pensamos y sentimos; por ejemplo, las hormonas (como el cortisol o la serotonina) se producen en distintas partes del cuerpo y viajan por la sangre, mandando mensajes al cerebro que pueden cambiar nuestro estado de ánimo, nuestra energía o, incluso, nuestra forma de ver la vida; es lo que hace el sistema endocrino.

El sistema inmune, que se suele pensar que solo sirve para defendernos de virus o bacterias, también se comunica con el cerebro. Cuando está alterado —como en el caso del estrés crónico o una inflamación—, puede afectar nuestras emociones y hacernos sentir más ansiosos o incluso tristes, sin que nos demos cuenta del porqué.

En resumen: cuerpo y mente están superconectados, y lo que pasa en uno, afecta al otro. Existe una relación dinámica entre pensamientos, emociones, percepciones y conciencia, una interacción moldeada tanto por la actividad neuronal como por el estado físico del cuerpo y nuestra dimensión espiritual. Aunque todo esto emerge de la actividad neuronal básica, está sumamente influenciado por el estado físico del cuerpo y por nuestra dimensión espiritual.

La psiquiatría integrativa amplía esta visión al reconocer que el inconsciente no solo influye en nuestra psicología, sino también en nuestra salud física. Aspectos como las memorias reprimidas y el bagaje transgeneracional impactan en lo hondo de nuestro bienestar. Este enfoque examina cómo el trauma puede transmitirse a través de generaciones, afectando tanto la salud mental como física del individuo.

Un día llegó a mi consultorio Irina, una mujer rusa que enfrentaba, entre otras cosas, un severo trastorno por consumo de alcohol; a pesar de sus múltiples intentos por abandonarlo, no había tenido éxito. Después de varias consultas, Irina comenzó a compartir su historia familiar conmigo. Me relató que su tatarabuelo, Mikhail, vivió en la Rusia del zar Alejandro III, en condiciones de extrema pobreza, y que, para sobrevivir, trabajaba cargando rocas pesadas, una labor agotadora tanto para la mente como para el cuerpo, sobre todo durante los inviernos rusos, con sus temperaturas extremas; la única forma que Mikhail encontraba para sobrellevar estas duras condiciones era automedicarse con vodka, bebida que le ayudaba a mitigar el frío, relajar sus músculos y anestesiar su espíritu.

De allí fuimos observando cómo el TCA pasó de generación en generación, hasta llegar a Irina. Sus abuelos y padres lo habían utilizado como una válvula de escape ante el estrés que les generaban sus negocios. Para ella, el alcohol se convirtió en una anestesia para sobrellevar su apurada vida como madre soltera y profesionista exitosa.

Cuando entendió la influencia de su historia familiar en su propia vida, logró enfrentar su TCA. Se unió a un grupo de apoyo para dejar el alcohol y, al momento de escribir estas líneas, lleva más de dos años sin probarlo.

Es impactante reconocer que nuestras actividades autodestructivas pueden no ser 100% nuestras, sino el resultado de una especie de herencia maldita. Por ejemplo, una persona que tiende a involucrarse con parejas sentimentales violentas podría no entender su atracción hacia ese tipo de relaciones si no considera su historial familiar; sin embargo, una vez que toma conciencia de que, en su familia, la violencia ha sido percibida como una forma de «amor», todo adquiere claridad.

No podemos pasar por alto la profunda interconexión entre el cuerpo, la mente y el espíritu. Con frecuencia, los desequilibrios mentales y espirituales se manifiestan en el cuerpo mediante afecciones físicas como la hipertensión, las enfermedades autoinmunes o los trastornos gastrointestinales. Del mismo modo, al lograr una mayor calma en la mente y el espíritu, podemos favorecer de manera significativa los procesos de sanación del organismo.

Pandemia y salud mental

Es imposible hablar de salud mental hoy en día sin mencionar el impacto de la pandemia de COVID-19. Este fenómeno nos confinó en nuestros hogares, desintegró a numerosas familias y privó a los niños de su entorno social, mientras los hiperconectaba al mundo digital y transformaba sus dinámicas de interacción y aprendizaje.

La pandemia de COVID-19 dejó una marca profunda en nuestras mentes. Fue un evento traumático que activó en todos el instinto de supervivencia. Aunque algunas personas afirman haber encontrado ciertos aspectos positivos en el encierro, como no tener que pasar horas en el tráfico para ir a la oficina, no deja de ser una experiencia disruptiva que alteró radicalmente sus vidas. Procesar un evento de esta magnitud no es una tarea sencilla.

En los años posteriores, hemos observado un aumento muy importante de síntomas depresivos, ansiosos e insomnes, lo que denomino «la tríada de la enfermedad mental». Lo más preocupante es el incremento de la depresión infantil, con signos detectados en niños muy pequeños, como de 3 o 4 años; de forma igual de alarmante, los casos de suicidio infantil han alcanzado cifras sin precedentes.

No podemos subestimar el daño de haber reducido nuestro contacto físico y reemplazarlo con interacciones digitales, ya que, para los seres humanos, es esencial vernos las caras y sentir la presencia del otro. Hoy en día, la incidencia de fobia social ha aumentado de manera dramática. Además, después de haber estado tanto tiempo hipervigilantes con respecto a la limpieza y los virus, también se han multiplicado los casos de trastorno obsesivo compulsivo (TOC).

Nos convertimos en sobrevivientes, personas que viven con un miedo constante a lo que pueda ocurrir en el futuro. No olvidemos que muchos perdieron a un ser querido, mientras que otros enfrentaron la caída de su estabilidad económica, un golpe que también puede provocar un trauma severo.

Esta hiperconexión con lo digital —una tendencia que se está intensificando con el auge de la inteligencia artificial— está alterando el funcionamiento de nuestros cerebros. Dependemos cada vez más de la tecnología, dejando de utilizar nuestros propios recursos cognitivos. Una tarea que antes podía tomarle días a un alumno de preparatoria, por ejemplo, ahora la inteligencia artificial se la entrega en un par de segundos.

En este panorama, no queda más que preguntarnos cómo todos estos cambios están afectando nuestra mente y manera de vivir. Entender estos retos y el papel que juega el trauma en el día a día de las personas, es el primer paso para buscar formas de salir adelante y cuidar de nosotros mismos, no solo como individuos, sino como sociedad.

Trauma

El *trauma psicológico* se refiere a una experiencia que afecta nuestra salud mental y física. Cuando una persona enfrenta un evento traumático, es posible que desarrolle síntomas a largo plazo que perjudiquen su bienestar emocional y físico; estos síntomas pueden incluir emociones impredecibles, *flashbacks*, dificultades en las relaciones interpersonales y molestias físicas como dolores de cabeza o náuseas. Reconocer el trauma es crucial para abordarlo de manera efectiva y encontrar mecanismos de recuperación que permitan restaurar el equilibrio en la vida de quien lo padece.

Hay quienes tienen un umbral del trauma muy alto, mientras que otros lo tienen muy bajo. Por ejemplo, para algunas personas, la muerte de una mascota puede ser un evento triste, pero manejable, mientras que para otras puede ser una experiencia traumática. Por eso nunca debemos minimizar el impacto del trauma; si alguien se siente roto por la pérdida de su gato, esa experiencia es igual de válida que la de quien atraviesa un dolor similar por la muerte de un padre.

Comprender esto nos resulta difícil a muchos, como si existiera un tabulador universal de tragedias que determinara cuánto «debería» afectarnos cada situación. «No es para tanto», decimos o pensamos cuando observamos a alguien reaccionar con mayor intensidad de lo que lo haríamos nosotros; o bien, catalogamos a alguien como «frío» si no demuestra el sufrimiento que nosotros expresaríamos. Sin embargo, ese tabulador no puede existir, porque el trauma es 100% personal. El evento sucede fuera de nosotros, pero la respuesta proviene de nuestra mente y espíritu.

Este nuevo énfasis en el trauma ha revolucionado la manera en la que vemos la salud mental. Por fortuna, ahora tenemos más herramientas para tratarlo. Están, por ejemplo, la terapia somática, la terapia EMDR[1] y, por supuesto, las terapias asistidas con psicodélicos, las cuales están abriendo nuevas posibilidades de abordar el trauma desde otra dimensión de la conciencia.

---

[1] Terapia de desensibilización y reprocesamiento por movimientos oculares.

Estrés crónico

El estrés crónico es otro tema que merece nuestra atención. Quizás no te sorprenderá saber que vivimos en una época en la que los niveles de estrés no tienen precedentes. Entre las principales causas de este fenómeno se encuentran la hiper-conectividad, la incertidumbre con respecto al futuro (y un presente que parece cambiar a cada instante) y el cambio climático, el cual ha transformado de manera radical el mundo que conocíamos.

Vivimos en una era de sobrecarga informativa, impulsada por algoritmos meticulosamente diseñados para mostrarnos aquello que más nos alarma. Antes, las noticias eran iguales para todos; ahora, cada uno de nosotros recibe un flujo perso-nalizado de información diseñado para capturar y mantener nuestra atención; por ejemplo, si eres madre primeriza, es pro-bable que tu teléfono se llene de noticias sobre los innumera-bles peligros que podrían amenazar a los recién nacidos; si eres profesionista, las noticias podrían centrarse en los altos índi-ces de desempleo que predicen los expertos; y si eres una per-sona mayor, quizás recibas artículos sobre los últimos estudios relacionados con el alzhéimer. Nos hemos convertido en meros productos dentro del mercado de atención.

Este ciclo de estrés constante está dejando a muchos con la mente agotada y niveles de ansiedad por las nubes. No es raro que, en medio de este caos, lo que más deseemos sea un poco de paz y, claro, eso ha abierto la puerta a todo tipo de *influencers*, gurús y *coaches* que quieren sacar tajada de la gran demanda de bienestar mental. ¿Te has fijado en cómo, de la noche a la maña-na, parece que todo mundo se volvió experto en salud mental?

Esta búsqueda desesperada por alcanzar el tesoro de una vida libre de estrés podría parecer algo positivo, pero en realidad está fomentando una industria de salud mental chatarra. Es importante recordar que, además de contar con estudios formales, quienes nos guían hacia la salud mental deben también haber atravesado un proceso interno de sanación personal.

Emprendedores de todo el mundo han encontrado la manera de vender todo tipo de productos que prometen «resolver» la incomodidad inherente a la vida. El problema es que ¡vivir es incómodo! Por más atractiva que sea la idea, la vida no es una experiencia compuesta únicamente por placeres. De niños, nos molesta que nos prohíban desayunar dulces; en la adolescencia, enfrentamos los drásticos cambios de nuestro cuerpo; como adultos, cargamos con responsabilidades y obligaciones; y en la vejez llegan las enfermedades. La incomodidad, en todas sus formas, es parte del viaje humano.

Sin embargo, uno de los aspectos positivos que han surgido de todo esto es la aparición de nuevos enfoques como la psiquiatría integrativa, la cual se ha consolidado como una alternativa real a los modelos tradicionales. Este enfoque combina lo mejor de diversas disciplinas —nutrición, yoga, herbolaria y psicoterapia, entre otras— para ofrecer herramientas que permiten sanar a las personas de raíz, en lugar de limitarse a aliviar solo de manera temporal sus síntomas.

Psicoanálisis y psicoterapia

Mi primera y última experiencia con el psicoanálisis fue, por decirlo con delicadeza, un desastre. Hubiera resultado cómica, de no haber sido tan seria. Una vez por semana, me recostaba en el diván del consultorio de mi psicoanalista y le contaba mis problemas; él permanecía en silencio y se limitaba a tomar notas en su cuaderno... o al menos eso creía yo.

Durante una sesión, mientras compartía algo muy personal y doloroso, un ruido extraño comenzó a interrumpirme. Traté de ignorarlo y seguí hablando, pero el sonido se intensificó hasta hacerse inconfundible: ¡eran ronquidos! Mi psicoanalista, sentado detrás de mí, se había quedado dormido sin que yo lo notara. Claro que salí de allí muy ofendida, para nunca regresar.

El psicoanálisis, desarrollado por el famosísimo neurólogo austriaco Sigmund Freud, nació con la idea de que el simple acto de hablar podía ayudar a regular las emociones y mejorar la conducta. A través de la exploración del inconsciente y del proceso en el que el paciente se escuchaba a sí mismo narrando su historia, se esperaba que él mismo resolviera sus problemas al liberar recuerdos y deseos reprimidos.

Entre las valiosas contribuciones de Freud destacan las técnicas de asociación libre, la interpretación de los sueños, el modelo estructural de la mente (el ello, el yo y el superyó) y el reconocimiento de cómo las experiencias de la infancia influyen en los comportamientos de la adultez.

Después, el psiquiatra suizo Carl Gustav Jung, alumno de Freud, tomó las ideas de su maestro y las modificó. Me parece que la más grande aportación de Jung al terreno de la psicología fue el concepto del «inconsciente colectivo», es decir, la idea de que existe una memoria compartida por toda la humanidad, llena de símbolos, arquetipos y mitos universales. De hecho, en la psiquiatría integrativa se usan muchos arquetipos como el héroe, la sombra y el ánima, personajes que también aparecen de manera frecuente en la terapia asistida con psicodélicos.

Aunque el psicoanálisis clásico sigue siendo practicado por algunas personas, su alto costo y limitada eficacia han llevado a que la psicoterapia sea más prevalente en la actualidad. Derivada del psicoanálisis, la psicoterapia adopta un enfoque más pragmático, centrado en comprender, abordar y sanar la mente humana. Un aspecto clave de esta disciplina es analizar cómo diversos factores afectan el bienestar o el malestar psicológico.

Hoy sabemos que el impacto de la catarsis que buscaba el psicoanálisis es limitado si no se le complementa con integración, psicoeducación, y una conexión consciente entre la mente y el cuerpo.

Un enfoque que conecta con todo

Con el tiempo, la psicología dejó de centrarse solo en el inconsciente para adoptar un enfoque más humanista y práctico. Uno de los principales impulsores de esta evolución fue el psicólogo estadounidense Abraham Maslow, creador de la jerarquía de necesidades humanas y defensor de la autorrealización como objetivo central del desarrollo personal.

El siguiente paso en esta evolución de la psicoterapia lo dio Carl Rogers, quien planteó un cambio radical en la relación entre paciente y terapeuta. Rogers destacó la importancia de priorizar las experiencias y necesidades del paciente, y propuso que el terapeuta no debía ser ese individuo hermético del psicoanálisis tradicional, sino alguien capaz de mostrarse abierto, hasta cierto punto, ante su paciente. Además, la psiquiatría integrativa retoma de Rogers su recomendación de que el terapeuta practique la empatía como una herramienta esencial en la relación terapéutica.

Luego surgió Aaron Beck, considerado el padre de la terapia cognitivo-conductual, una práctica que aportó evidencia clínica sólida sobre su eficacia. Esta terapia se enfoca en identificar y modificar los pensamientos automáticos negativos que contribuyen a trastornos como la depresión y la ansiedad. Beck demostró que, al transformar estos pensamientos, también se reduce la sintomatología, lo cual favoreció el progreso en el estudio y tratamiento de la salud mental. Por su parte, Albert Ellis desarrolló una terapia similar, la terapia racional emotiva conductual, la cual pone énfasis en identificar y reemplazar las creencias irracionales que provocan sufrimiento emocional.

La psicoterapia ha recorrido un largo camino desde los días del psicoanálisis de Freud y se ha transformado para responder a las complejidades de la mente y la sociedad contemporáneas. A través de contribuciones que van desde la exploración del inconsciente hasta enfoques basados en la evidencia como la terapia cognitivo-conductual, esta disciplina ha demostrado su capacidad para integrar ciencia, empatía y humanidad. El progreso alcanzado refleja avances científicos y una comprensión más profunda de la conexión entre mente, cuerpo y emociones.

Enfoques basados en el trauma

En la segunda mitad del siglo xx, la psicología comenzó a profundizar en la comprensión del trauma y sus efectos en la salud mental. Es relevante que muchos de los impulsores de esta corriente fueran judíos que, de manera directa o indirecta, habían vivido las devastadoras secuelas del Holocausto (todos, además, hay que mencionarlo, eran partidarios de la terapia asistida con psicodélicos).

Estas personas, que habían sufrido experiencias de pérdida y abuso, revolucionaron la psicoterapia al replantear la relación entre terapeuta y paciente. Abandonaron la distancia y frialdad tradicionales para adoptar un enfoque más empático y reconocer que, para abordar el trauma, es esencial conectar en lo profundo con la experiencia humana del dolor.

Uno de los terapeutas más destacados en este campo es el húngaro-canadiense Gabor Maté, quien establece un vínculo estrecho entre el trauma, el cuerpo y la mente. Maté define el trauma como una desconexión interna y explica que, para sobrevivir a un evento traumático, las personas suelen desconectarse por completo de su cuerpo. Esta desconexión tiende a persistir mucho después del evento, lo que puede desencadenar problemas como depresión, ansiedad y adicciones.

Por otro lado, Maté destaca que el estrés y las experiencias adversas en la infancia son la raíz de muchas enfermedades físicas. Una de sus contribuciones más notables es su trabajo sobre las adicciones, en el que ha demostrado de manera convincente que, en la mayoría de los casos, quienes padecen estos trastornos tienen un historial de trauma infantil. Maté sostiene que todos enfrentaremos algún tipo de trauma en algún momento de nuestras vidas; lo crucial es cómo reaccionamos y lidiamos con él.

Otro pensador destacado en este tema es el holandés Bessel van der Kolk, autor del libro *El cuerpo lleva la cuenta*. Su labor ha sido fundamental en el desarrollo de la terapia somática. Según él, el cuerpo actúa como un archivero del trauma, acumulando cada evento traumático a nivel celular, lo que puede derivar en enfermedades físicas. En su trabajo, Van der Kolk enfatiza que muchos de nuestros dolores corporales se relacionan en lo cercano con problemas de salud mental.

El estadounidense Richard Schwartz profundiza en este tema con su terapia de sistemas internos. Schwartz introduce el concepto de las «partes internas de la mente» que componen la personalidad, como si cada uno de nosotros albergara a varias personas dentro de la mente. Según esta teoría, es fundamental aprender a dialogar con estas diferentes partes: el dolor, el trauma, el miedo...

La última terapia de esta vertiente es la de reprocesamiento y desensibilización mediante el movimiento ocular, mejor conocida como EMDR (por sus siglas en inglés). Esta técnica, desarrollada por la Dra. Francine Shapiro, utiliza movimientos oculares que imitan los que ocurren durante el sueño para ayudar al paciente a narrar y reprocesar sus traumas. Por ejemplo, en mi caso, podría narrar mi experiencia durante el sismo de 1985 mientras mis ojos se mueven de lado a lado, guiados por un terapeuta EMDR, quien me ayudaría a reinterpretar lo vivido de manera más saludable.

El futuro de la psicoterapia

La exploración del trauma ha transformado la psicoterapia, dando lugar a enfoques innovadores que integran cuerpo, mente y emociones. Estas terapias no solo han permitido una mayor comprensión de los efectos del trauma, sino que también han abierto nuevas posibilidades para su sanación, colocando la empatía y la conexión humana en el centro del proceso terapéutico.

Todas estas nuevas técnicas han demostrado ser sumamente valiosas en el cuidado de la salud mental y, con el rápido avance de la tecnología, es probable que surjan tratamientos aún más efectivos. Vivimos en un mundo muy diferente al de hace cincuenta años, y esto se refleja cada vez más en la manera en que abordamos los trastornos psicológicos.

Un ejemplo claro de esta evolución es la terapia de estimulación magnética transcraneal. Este procedimiento utiliza un imán para inhibir o estimular regiones específicas del cerebro, ajustando el voltaje necesario para reducir síntomas asociados con condiciones como la depresión resistente, la ansiedad generalizada, las adicciones, el TEPT y el TOC, entre otros. La estimulación magnética transcraneal puede considerarse el sucesor de la terapia electroconvulsiva, la cual empleaba corrientes eléctricas para inducir convulsiones en el cerebro. Este avance es un ejemplo de cómo los tratamientos se perfeccionan con el paso del tiempo, integrando tecnología y conocimiento científico para mejorar la calidad de vida de los pacientes.

El avance de las neurociencias y el desarrollo de tecnologías de imagen cerebral están transformando, de manera acelerada, nuestra comprensión de la salud mental. Al sumar a esto las posibilidades que ofrece la inteligencia artificial aplicada a la psicoterapia, es lógico prever un diagnóstico cada vez más temprano de trastornos mentales y enfermedades neurodegenerativas como la demencia. Por ejemplo, existen algoritmos capaces de identificar patrones de pensamiento que podrían alertar a un terapeuta sobre el riesgo de suicidio en un paciente. Además, los terapeutas virtuales están comenzando a suplir la falta de profesionales en zonas rurales, lo que amplía el alcance de los servicios de salud mental.

No podemos ignorar estos avances tecnológicos, ya que enfrentar la actual y futura crisis de salud mental requiere utilizar todas las herramientas disponibles. Sin embargo, para que esta integración sea efectiva, es crucial combinar estas tecnologías con el enfoque humanista que la psicoterapia ha desarrollado en las últimas décadas. Esta combinación no solo permitirá aliviar el sufrimiento individual, sino que también contribuirá a la creación de comunidades más saludables y resilientes.

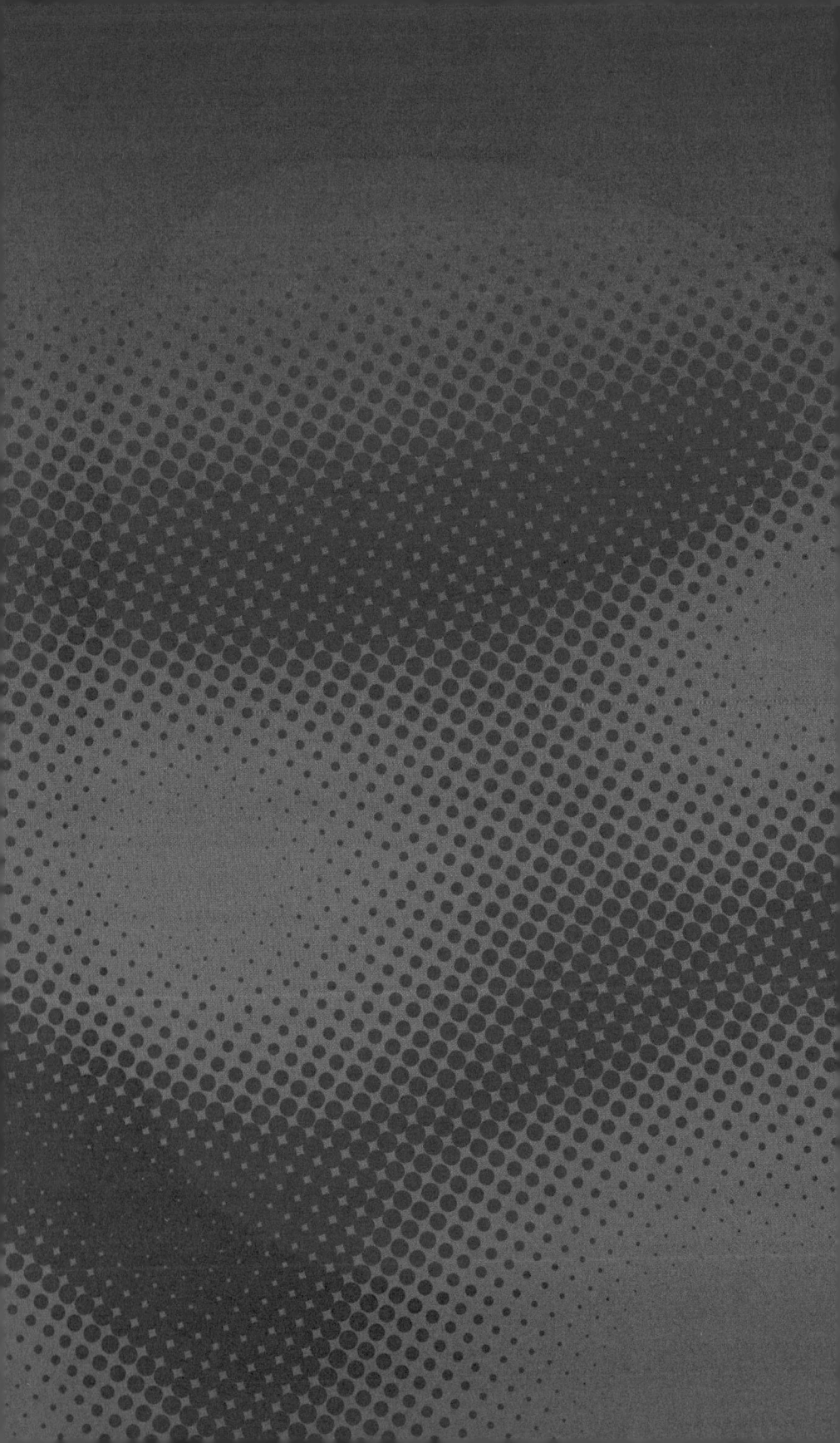

CUERPO

Mi relación con mi cuerpo, como les sucede a muchas personas, nunca ha sido sencilla.

Mente-cuerpo-espíritu

De niña, mi altura era un tema constante: ser chaparrita influía en cómo me trataba la gente. Por un lado, mi tamaño pequeño me convertía en la consentida, esa niña «tierna» que todos adoraban; por el otro, era insoportable el *bullying* de mis compañeros y que los adultos no pudieran resistir la tentación de agarrarme los cachetes, como si mi cuerpo no fuera mío.

En la adolescencia, todo cambió. La muerte de mi papá y mi de abuelo me dejaron deprimida, y las lesiones me obligaron a abandonar la gimnasia. Aunque nunca tuve un fuerte sobrepeso, me convertí en una niña «llenita». Este cambio rápido en mi cuerpo desató una lucha constante contra trastornos alimenticios. Me obsesioné con mi apariencia y con contar calorías. Hubo etapas en las que no comía nada; otras, en las que comía de más para luego vomitar; y otras, en las que hacía ejercicio de forma compulsiva.

No ha sido fácil, pero ya en la adultez he aprendido a querer a mi cuerpo. Antes lo veía como una carga, algo que debía cambiar o corregir. Ahora lo entiendo como un regalo: el hogar que contiene mi espíritu. Mi cuerpo es lo que me permite bailar, escribir, abrazar a quienes amo y decir lo que pienso.

Resignificar mi cuerpo ha sido un proceso fundamental para mí. También han ayudado los cambios en los estándares de belleza femenina. Cuando era niña, el cuerpo «ideal» que mostraban las modelos era casi enfermizo: delgadez extrema que se confundía con belleza; entre más flacas, más guapas.

Es imposible separar la salud mental de la física: el cuerpo siempre refleja lo que ocurre en nuestra mente. Los síntomas físicos son muchas veces la manera en que nuestras emociones no resueltas se manifiestan. Ahora entiendo que, como adolescente, mi depresión y la falta de dopamina que antes obtenía del ejercicio me llevaron a buscar consuelo en la comida. Sin saberlo, mi nuevo sedentarismo también agravaba mi estado emocional. El sobrepeso trajo consigo migrañas constantes que no se iban ni con los analgésicos más fuertes, lo que me hacía sentir todavía peor.

Así como la mente no se puede separar del cuerpo, estos tampoco se pueden separar del espíritu; es una tríada en la que cada elemento descansa en los otros dos: si una se descompone, también lo hacen las otras. La ciencia que estudia este fenómeno, la psicología psicosomática, investiga cómo las emociones y los pensamientos influyen en la aparición y evolución de enfermedades físicas.

El asma y las alergias son un ejemplo claro de esta conexión; por lo general, los niños que padecen estas condiciones tienden a desarrollar ansiedad temprana. Esto, además, suele correlacionarse con padres o madres que presentan niveles elevados de ansiedad, lo que genera un entorno de crianza marcado por el estrés. En estos niños, la amígdala, una estructura cerebral clave en las respuestas de supervivencia, permanece en constante alerta, lo que predispone al cuerpo a un proceso continuo de inflamación.

Otro ejemplo del impacto de nuestras emociones en el cuerpo, en especial en el contexto de la depresión y la ansiedad, son los problemas gastrointestinales. En mi experiencia clínica, es común que un paciente con gastritis también presente algún tipo de padecimiento emocional, como estrés crónico o ansiedad.

Una ciencia más reciente que amplía esta perspectiva es la psiconeuroinmunoendocrinología, la cual, como su largo nombre lo sugiere, estudia cómo los sistemas mental, neuronal, inmune y endocrino están interconectados y forman un sistema inseparable. Este enfoque holístico de la salud humana nos revela una realidad mucho más compleja y menos fragmentada que la que propone la medicina tradicional.

Observamos esta interacción, por ejemplo, en los periodos menstruales, en particular en el trastorno disfórico premenstrual (TDPM), que afecta al 10% de las mujeres a nivel mundial y provoca desbordamientos emocionales severos. Durante este periodo, las mujeres pueden experimentar ansiedad extrema, insomnio y alteraciones en la conciencia, todos ellos desencadenados por los cambios hormonales que ocurren en su cuerpo. Estos síntomas suelen intensificarse desde tres días antes hasta tres días después de la menstruación, convirtiendo su vida emocional en un auténtico desafío.

La medicina convencional, que tiende a fragmentar al ser humano en órganos y sistemas desconectados, beneficia de manera importante a la industria farmacéutica, pero rara vez responde a las necesidades integrales del paciente. Para las empresas farmacéuticas, resulta más conveniente abordar cada enfermedad de manera aislada y asignarle un medicamento específico. Esto lleva a que muchas personas acumulen tratamientos, terminando con un pastillero a punto de reventar.

Este sistema de salud favorece la cronificación de las patologías en lugar de abordar sus causas de raíz. Es una crítica que rara vez se escucha, ya que las farmacéuticas son quienes controlan gran parte de la narrativa en torno a la salud. Para estas empresas, no hay nada más rentable que un enfermo crónico obligado a depender de su producto durante toda su vida.

Cuando un paciente va al psiquiatra por depresión —ya sea porque perdió su trabajo o terminó una relación—, la solución más inmediata suele ser recetar un antidepresivo para aliviar los síntomas y, aunque esto puede hacer que el paciente se sienta mejor un rato, lo más probable es que, detrás de esos síntomas, exista una serie de problemas más profundos que quedan sin resolver y que, si no se abordan, pueden dejar al paciente atrapado en la llamada «puerta giratoria», entrando y saliendo de tratamientos psiquiátricos para atender solo temas superficiales, sin llegar nunca a la raíz del problema.

En la psiquiatría integrativa abordamos esta raíz al apoyarnos en los pilares fundamentales y formular preguntas que, aunque incómodas, nos permiten comprender al paciente en profundidad: *¿Tiene un propósito claro en la vida? ¿Cómo es su relación con su cuerpo? ¿De qué manera funcionan sus procesos de pensamiento?* Con las respuestas, podemos proponer cambios en su estilo de vida que contribuyan a mejorar su estado emocional.

El modelo de la psiquiatría integrativa conlleva más chamba, pero ofrece resultados superiores precisamente por su enfoque. Es un proceso que requiere más tiempo y en el que —esto es clave— el paciente deja de ser un sujeto pasivo (alguien que espera ser «arreglado») para transformarse en el ejecutor de estas estrategias y, por tanto, en un agente activo y responsable de su propio bienestar.

El cuerpo como espejo

Una vez llegó a mi consultorio Carlos, un hombre de 45 años que padecía dolor crónico en su espalda. Había probado de todo: acupuntura, masajes, consultas con los ortopedistas más renombrados y fuertes analgésicos. Para cuando llegó conmigo, era visible su desesperanza.

Me senté con Carlos para conocer su historia. Me contó que, además de cuidar a sus dos padres, que tenían problemas de salud, también sostenía económicamente a sus dos hermanos, uno de los cuales tenía una discapacidad intelectual. Su vida era la de un hombre que «cargaba» a toda su familia. ¡No era de extrañar que eso se reflejara en su espalda! Era un clásico caso de un dolor físico mimetizando un dolor espiritual.

Ese descubrimiento iluminó el camino para el tratamiento de Carlos y comenzamos a trabajar en los pilares. El paciente presentaba un considerable sobrepeso, era hipertenso, llevaba un estilo de vida casi completamente sedentario y padecía problemas de sueño.

Con todos los elementos —físicos y emocionales— sobre la mesa, pudimos implementar algunos cambios que lo encaminaron hacia una vida no solo más saludable, sino también más plena. No fue un proceso fácil, pero, con el tiempo, Carlos logró establecer límites con sus padres y hermanos (amarlos no significaba tener que cargar con ellos). Ajustamos su dieta y Carlos empezó a incorporar algo de ejercicio a su rutina.

De este modo, Carlos logró superar su terrible dolor de espalda. No fue gracias a una pastilla mágica ni a una pomada innovadora, sino a su esfuerzo y valentía durante un tratamiento que duró varios meses. Muchas veces, las personas tienen un deseo genuino de transformar sus vidas, pero no logran identificar el verdadero origen de sus problemas. El caso de Carlos demuestra que, con un enfoque integral que contemple a la persona como un todo, es posible lograr mejoras importantes tanto en el ámbito psicológico como en el físico.

Uno de los grandes desafíos de la psiquiatría integrativa es que, en general, las personas buscan una mejoría inmediata. Si alguien sufre de dolor de espalda, lo que desea es un analgésico que alivie el malestar, no una terapia de meses que explore su relación con sus padres. Si alguien padece problemas gastrointestinales, prefiere una pastilla que elimine la indigestión en lugar de un tratamiento que lo lleve a confrontar las razones detrás de su adicción a la comida chatarra.

Casos como el de Carlos nos recuerdan que la verdadera sanación rara vez proviene de soluciones rápidas o superficiales. Es un proceso profundo que requiere una disposición a enfrentar tanto las raíces emocionales como los síntomas físicos de nuestras dolencias. Aunque no es el camino más sencillo, este enfoque integral es el que realmente nos lleva a una vida más equilibrada y significativa.

¿Cuerpo o mente?

Nuestra desconexión con el cuerpo no se resuelve de la noche a la mañana. La mayoría de nosotros lo percibe únicamente como una herramienta, ignorándolo hasta que envía señales de alarma. Por eso, aprender a trabajar con el cuerpo es un proceso gradual que exige paciencia. Reconectar con él es, de hecho, uno de los aspectos más desafiantes en mi trabajo con pacientes.

A lo largo de la historia, la relación entre cuerpo y mente ha sido objeto de intensos debates. ¿Son entidades separadas o un todo integrado? Esta discusión, que podría parecer filosófica, ha tenido un impacto directo en cómo concebimos la salud. Nuestro sistema capitalista ha reforzado un modelo de hiperespecialización, fragmentando al ser humano en partes aisladas. Aunque el enfoque holístico ha demostrado ser eficaz y preventivo, su implementación requiere tiempo, algo que nuestra sociedad, orientada hacia la inmediatez, rara vez valora.

¿Quién ha salido vencedor en este enfrentamiento de ideas? La medicina hiperespecializada, por supuesto, ya que es mucho más rentable en términos económicos. A pesar de que está demostrado por la ciencia que el ser humano es un sistema indivisible, en las facultades de medicina todavía se enseña lo contrario. Esta tendencia hacia la hiperespecialización se ha intensificado, ya que, cuanto más especializado sea un médico, mayores son los honorarios que puede cobrar. Como resultado, la figura del médico general es cada vez más escasa, y se ha vuelto común que las personas necesiten consultar a múltiples especialistas para tratarse.

La psiquiatría no es una excepción. Muchos colegas de mi universidad optaron por dedicarse en exclusiva a trastornos específicos, como el bipolar o el obsesivo-compulsivo. Aunque esta especialización aporta un conocimiento profundo en ciertas áreas, limita la capacidad de entender al paciente como un todo. No es sorprendente que tantas personas se sientan insatisfechas con sus tratamientos; a menudo, gastan una fortuna en consultas y medicamentos que abordan los síntomas, pero no las causas subyacentes, y el resultado es que, por primera vez en la historia de la medicina, el gasto en fármacos supera incluso al de las consultas; además, los médicos, sin importar su especialidad, recetan cada vez más medicamentos.

Ante esta realidad, muchos pacientes buscan alternativas fuera de la medicina convencional. Sin embargo, este movimiento ha abierto la puerta a charlatanes que prometen soluciones rápidas sin base científica. Aunque las terapias naturales, como el uso de hierbas medicinales, tienen su lugar, muchas veces se emplean sin considerar interacciones, dosis adecuadas o riesgos.

Aquí es donde la psiquiatría integrativa se presenta como una solución necesaria. Este enfoque combina lo mejor de la ciencia con una visión holística, abordando tanto los síntomas como las raíces emocionales y físicas de las enfermedades. Más allá de los prejuicios hacia métodos integrativos, son los mismos pacientes quienes han impulsado este cambio, exigiendo tratamientos más humanos y efectivos.

Reconectar con nuestro cuerpo, comprender su lenguaje y atenderlo de manera integral no es un proceso sencillo, pero es indispensable. La salud no es solo la ausencia de enfermedad; es un estado de equilibrio que exige tratar al ser humano como un todo inseparable.

La inflamación y el cerebro

Hablar de cuerpos sanos y enfermos nos lleva a la inflamación, un tema crucial que conviene entender antes de profundizar. Es una respuesta inmunológica natural, esencial para la supervivencia. Diseñada para protegernos de infecciones, lesiones y toxinas, es un proceso vital: sin ella, no podríamos vivir. Sin embargo, cuando se convierte en un estado crónico, puede causar más daño que beneficio.

Podemos imaginar la inflamación como los bomberos de nuestro cuerpo: están ahí para apagar «incendios» internos;

pero, si estos incendios son constantes, los bomberos terminan trabajando en exceso, desgastando recursos y afectando otras áreas del cuerpo. Por ejemplo, el estrés, que el cuerpo interpreta como un incendio, activa respuestas inflamatorias que, sostenidas en el tiempo, pueden ser perjudiciales.

Para identificar inflamaciones en el cuerpo, se usan marcadores como la proteína C reactiva (PCR) y el factor de necrosis tumoral (FNT). Aunque comúnmente se asocian con enfermedades autoinmunes como el lupus y la artritis reumatoide, investigaciones recientes —como un estudio publicado en JAMA *Psychiatry*— muestran que niveles elevados de estos marcadores también se encuentran en trastornos psiquiátricos como la depresión y la ansiedad. Otra investigación publicada en *The Lancet*, en 2021, indicó que concentraciones elevadas de PCR se observan en personas con depresión y ansiedad en comparación con controles sanos.

La PCR, por ejemplo, puede dañar órganos como el corazón y aumentar el riesgo de infartos en personas que padecen ansiedad crónica desde edades tempranas. Por otro lado, el FNT, al estimular una producción celular acelerada, puede incrementar el riesgo de cáncer. Además, estos marcadores influyen en neurotransmisores clave como la serotonina y la dopamina, fundamentales para el estado de ánimo y la motivación.

Enfoques tradicionales suelen ignorar esta conexión. Es común que pacientes con enfermedades como lupus o artritis reumatoide no reciban orientación emocional, aunque su bienestar mental esté estrechamente ligado a su salud física.

Por otro lado, la inflamación también altera funciones esenciales como la memoria, el estado de ánimo y el sueño. Este fenómeno puede explicarse a través de dos sistemas básicos: el eje intestino-cerebro y el eje hipotalámico-pituitario-adrenal (HPA).

El eje intestino-cerebro describe la constante comunicación entre el sistema digestivo y el cerebro. Nuestro intestino, conocido como el «segundo cerebro», alberga un microbioma compuesto por bacterias, hongos, virus y parásitos; este microbioma no solo regula procesos digestivos, sino que también es responsable de producir entre el setenta y el 80% de los neurotransmisores esenciales para nuestra paz, alegría y atención. Cuando el sistema digestivo sufre inflamación, la producción de estas sustancias se ve interrumpida, lo que afecta directamente nuestro estado emocional.

En psiquiatría integrativa solemos implementar cambios en la dieta para combatir la inflamación en el sistema digestivo. Reducir o eliminar el gluten es una estrategia común, ya que, aunque no todos los pacientes son celiacos, el trigo producido de manera industrial contiene sustancias que alteran la microbiota y promueven la inflamación; de manera similar, reducimos o eliminamos la caseína, una proteína presente en los lácteos derivados de la vaca que puede resultar inflamatoria debido al uso de hormonas y a las condiciones de estrés que sufren los animales durante la producción.

El eje hipotalámico-pituitario-adrenal, por otro lado, regula nuestra respuesta al estrés. Cuando enfrentamos situaciones de estrés intenso o prolongado, el cuerpo produce cortisol, una hormona necesaria para la supervivencia pero que, en exceso, puede generar inflamación. Este aumento de cortisol suele ir acompañado de altos niveles de adrenalina, lo que lleva al organismo a un estado de alerta constante. Esta combinación afecta la producción de neurotransmisores en el cerebro, lo que puede provocar ansiedad, insomnio, taquicardia y una sensación de inquietud generalizada.

Ambos ejes, cuando están desregulados, contribuyen a un fenómeno llamado *neurotoxicidad*, que es un daño celular causado por el estrés oxidativo que afecta las funciones básicas del cerebro, reduciendo nuestra memoria, atención y calidad del sueño.

Entender cómo la inflamación afecta tanto al cuerpo como al cerebro nos permite abordar el problema desde su raíz. Los cambios en la dieta, la incorporación de ejercicio y las prácticas como la meditación han demostrado reducir la inflamación y sus marcadores, además de que restauran el equilibrio en los sistemas, mejorando nuestra salud física y emocional de manera integral.

Algunas recomendaciones

Probablemente, mientras lees esto, te preguntes si tus niveles de cortisol y adrenalina podrían estar elevados. No estás solo. Vivimos en un mundo lleno de prisas y presiones, con obligaciones que muchas veces nos mantienen preocupados o abrumados. Esta es la realidad en la que nos encontramos. Sin embargo, eso no significa que debamos resignarnos a que nuestro cuerpo esté crónicamente inflamado.

Existen varios consejos prácticos utilizados en la psiquiatría integrativa para reducir la inflamación y sus daños. Como ya mencioné, la nutrición es una gran herramienta para combatirlos y lo que hoy se conoce como *nutrición antiinflamatoria* incluye alimentos ricos en antioxidantes, como frutas —especialmente *berries*, como arándanos, fresas y frambuesas— y verduras verdes, como el brócoli y la espinaca; también es útil consumir ácidos grasos con omega-3, presentes en pescados de agua fría como el salmón, así como en semillas de chía, pistaches, nueces y cacahuates.

Por otro lado, es importante reducir el consumo de alimentos proinflamatorios, como los enlatados, industrializados, aquellos que contienen grasas trans y los ultraprocesados. Un consejo práctico que doy a mis pacientes es comprar menos comida en el supermercado y más en el mercado, para garantizar que sea fresca.

El debate sobre la comida orgánica también es relevante. Aunque suele tener un precio más elevado, promete estar libre de los efectos nocivos de la industrialización. Sin embargo, para un consumidor promedio, resulta complicado saber qué marcas son honestas. Por eso, no recomiendo a mis pacientes limitarse a productos orgánicos, pero sí optar por alimentos con un menor contenido de sustancias tóxicas, siempre que sea posible.

Otro consejo importante para ayudar al cuerpo a combatir la inflamación es realizar ejercicio de forma regular. Esto suele preocupar mucho a mis pacientes, ya que de inmediato imaginan que los obligaré a correr un maratón o a levantarse a las cinco de la mañana para hacer CrossFit. Pero no es así; basta con dedicar media hora diaria a actividades de cardio o ejercicios de flexibilidad para comenzar a notar resultados. Además, está comprobado por la ciencia que generar masa muscular es muy beneficioso para la salud; esto implica trabajar con pesas, que no necesariamente deben ser muy pesadas.

El ejercicio no tiene por qué ser un sufrimiento. Actividades como andar en bicicleta, pasear al perro, bailar, jugar futbol o practicar artes marciales son formas divertidas de mantenerse activo. También hay prácticas que conectan la mente con el cuerpo, como el yoga, la meditación y el *mindfulness*, que son excelentes opciones para mejorar tanto el bienestar físico como emocional.

Finalmente, otra medida que podemos tomar para combatir la inflamación es incorporar suplementos alimenticios en nuestra rutina. El ser humano promedio de hoy en día padece lo que se conoce como *hidden hunger* o hambre oculta. Es decir, aunque la mayoría de nosotros tiene acceso a una gran cantidad y variedad de alimentos, estos contienen cada vez menos vitaminas, minerales y nutrientes esenciales para nuestro cuerpo. Esta hambre oculta genera carencias nutricionales desde la infancia, cuyos efectos pueden manifestarse en la adolescencia, la adultez o incluso la vejez.

Un ejemplo común es la deficiencia de vitamina D. Muchos problemas psiquiátricos están relacionados con esta deficiencia, ya que la vitamina D es precursora de hormonas y neurotransmisores esenciales para el cuerpo. Su principal fuente es la exposición al sol, pero cada vez pasamos menos tiempo al aire libre. Probablemente estemos en una época donde los niveles promedio de vitamina D sean los más bajos de la historia, lo que es en especial preocupante en los niños, ya que esta vitamina es crucial para el neurodesarrollo.

Además de la vitamina D, recomiendo a mis pacientes suplementos como el magnesio, esencial para un buen descanso. Este mineral relaja las células del cuerpo, incluyendo el corazón, los músculos y el sistema digestivo, lo que ayuda a reducir el estrés y, con ello, la inflamación.

Otros suplementos utilizados en la psiquiatría integrativa incluyen el ácido fólico, la coenzima Q10 y el zinc, todos respaldados por evidencia de beneficios en la salud mental.

Adaptógenos

Hoy en día, el tema de los suplementos alimenticios nos lleva a los adaptógenos, sustancias que han ganado mucha popularidad en el mundo del *wellness*. Pero ¿qué son exactamente?, ¿ofrecen algún beneficio?

Se les llama *adaptógenos* a ciertas plantas, hongos, raíces y flores que crecen de manera natural en regiones donde las

condiciones climáticas son adversas. De hecho, los adaptógenos fueron descubiertos en Siberia, una región conocida por su
frío extremo. Las personas de esa zona consumen estas plantas, que logran sobrevivir en un entorno muy hostil, y obtienen
de ellas los beneficios que las ayudan a sobrellevar esas duras
condiciones.

Al estudiar a los consumidores de adaptógenos, los médicos
observaron que estas sustancias promovían una mejora notable en el funcionamiento de las mitocondrias, los organelos celulares responsables de generar la «gasolina» que las células
necesitan para sobrevivir.

En la psiquiatría integrativa ya se han realizado estudios importantes que demuestran cómo la ashwagandha, un adaptóge-
no muy popular, puede funcionar como un excelente ansiolíti-
co; por su parte, el reishi, un hongo oscuro, ha mostrado ser útil
para mejorar el sueño, mientras que otro hongo, el cordyceps, se
emplea para aumentar la energía y la vitalidad. Estos adaptógenos junto con muchos otros, son de uso común en la psiquiatría
integrativa.

La inflamación es un enemigo silencioso; aunque no siempre seamos conscientes de su presencia, afecta tanto nuestra
salud física como emocional. Por ello, es crucial estar atentos
a los factores que la desencadenan e incorporar en nuestra vida
aquellos elementos que contribuyen a combatirla.

Movimiento, la mejor medicina

Es fundamental recalcar la importancia del movimiento para
mantener un cuerpo y una mente saludables. Los seres humanos evolucionaron para estar en constante actividad: cazar
presas, escapar de depredadores y recorrer grandes distancias

como nómadas en busca de supervivencia.

Sin embargo, nuestro estilo de vida actual contrasta de manera drástica con el de nuestros ancestros. Aunque seguimos teniendo el cuerpo y la mente de aquellos primeros humanos, los avances tecnológicos nos han llevado a pasar la mayor parte del día sentados. Este sedentarismo es una de las principales causas del deterioro de nuestra salud.

Estudios recientes revelan que el movimiento regular estimula la neurogénesis, es decir, la formación de nuevas neuronas. También juega un papel clave en la regulación emocional y en la resiliencia, dos pilares fundamentales para el bienestar mental. El ejercicio actúa como una medicina natural: libera endorfinas, que funcionan como neurotransmisores; estimula la producción de anandamida, un endocannabinoide que genera placer; y fomenta la liberación de moléculas del bienestar, como la dopamina y la serotonina.

También se ha demostrado que la actividad física incrementa los niveles de algo básico para el bienestar mental: el factor neurotrófico derivado del cerebro (BNDF, por sus siglas en inglés), el cual estimula la creación de nuevas sinapsis, lo que, a su vez, permite que el cerebro desarrolle nuevas conexiones. Por el contrario, el sedentarismo deja estas conexiones inactivas, como si los cables del cerebro se oxidaran con el tiempo.

El BNDF también está estrechamente relacionado con la memoria y el control emocional, lo que explica por qué el ejercicio es uno de los factores protectores más efectivos contra la demencia. Estudios clínicos han encontrado que muchas personas con demencia llevaron, durante años, un estilo de vida sedentario.

Por eso, en la psiquiatría integrativa decimos que no hay mejor medicina que moverse, ya que el cerebro es como otro músculo: cuanto más lo ejercitamos, más fuerte se vuelve.

Incorporar movimiento a nuestra rutina diaria no solo mejora nuestra salud física, sino también nuestra capacidad para pensar, recordar y sentirnos bien.

El cuerpo es nuestro portal hacia el mundo, el vehículo que nos conecta con el presente y nos permite experimentar emociones, desafíos y los milagros de la vida. Reconocer su importancia y trabajar en armonía con él no solo abre puertas hacia una salud integral, sino también hacia una conexión más profunda con nosotros mismos y con el entorno que nos rodea.

En este marco, la terapia asistida con psicodélicos se presenta como un puente poderoso entre cuerpo, mente y espíritu. Estas sustancias, cuando se utilizan de manera responsable y en entornos terapéuticos controlados, tienen el potencial para desbloquear traumas almacenados en el cuerpo, iluminar las raíces de nuestros desequilibrios emocionales y ayudarnos a resignificar nuestra relación con lo corporal. Los relatos de quienes han participado en estas terapias son testimonio de su capacidad para catalizar cambios profundos, tanto físicos como espirituales.

Al activar redes neuronales que permanecen dormidas en estados ordinarios de conciencia, los psicodélicos pueden revelar la sabiduría innata del cuerpo, y guiarnos hacia una mayor comprensión de nuestras heridas y de nuestro potencial para sanar. Desde la perspectiva de la psiquiatría integrativa, estas experiencias no son soluciones rápidas ni mágicas, sino oportunidades para emprender un camino de transformación que exige nuestra participación activa y comprometida.

Cuidar nuestro cuerpo es, tanto un acto de amor propio, como una forma de honrar nuestra capacidad para vivir plenamente. Cuidarlo no significa obligarnos a cumplir con estándares de belleza, sino amarlo, nutrirlo y moverlo. En este viaje de autodescubrimiento y sanación, el cuerpo deja de ser una carga para convertirse en nuestro mayor aliado. Es, después de todo, el mapa que nos lleva hacia el bienestar y el espejo en el que se refleja nuestra esencia más auténtica.

Ahora, al encontrarme en la perimenopausia, me vuelvo a replantear mi relación con esta vasija con la que me dotaron para habitar este universo. Me enfrento a un nuevo reto: el envejecimiento. ¿Qué historia podré contarles después de esta aventura?

ESTILO DE VIDA

La medicina del estilo de vida es una de las piezas clave de la psiquiatría integrativa.

Se trata de un enfoque basado en evidencia que prioriza la prevención y la reversión de enfermedades crónicas a través de la modificación de hábitos y comportamientos diarios.

A diferencia de la medicina convencional, que se centra en el tratamiento de síntomas, la medicina del estilo de vida busca abordar las causas subyacentes de las enfermedades. Su objetivo es entender y transformar la raíz del problema para promover un bienestar sostenible a largo plazo.

Esta medicina se basa en seis pilares fundamentales:

1. Alimentación saludable
2. Actividad física regular
3. Manejo efectivo del estrés
4. Calidad del sueño
5. Relaciones interpersonales positivas
6. Reducción o eliminación de sustancias nocivas

Muchos de estos puntos se tratan a fondo en otros capítulos, por eso aquí no ahondaré mucho en ellos, pero sí aprovecharé para hablar sobre la importancia de los que aún no he abordado.

Dormir bien para vivir mejor

Cada vez hay más evidencia de la importancia del sueño para el funcionamiento óptimo de nuestra mente y cuerpo. Dormir entre siete y nueve horas por noche no solo favorece la regulación emocional y la consolidación de la memoria, sino que también permite una recuperación física completa.

La falta de sueño es una de las principales causas de ansiedad y depresión. Además, afecta las habilidades cognitivas y el bienestar físico. Esto es especialmente preocupante en el contexto de la actual crisis mundial del sueño, donde muchas personas duermen, en promedio, seis horas o menos por noche.

En nuestra sociedad, la falta de sueño está ampliamente normalizada. En ciertos sectores, incluso, persiste la percepción de que dormir bien es un signo de baja productividad, lo cual es un error, ya que el descanso es fundamental para que desempeñemos de manera correcta todas nuestras actividades.

Muchos pacientes llegan a mi consultorio frustrados por sus problemas de sueño. Al indagar sobre sus rutinas antes de acostarse, sus respuestas suelen reflejar hábitos deficientes de higiene del sueño, un conjunto de prácticas que influyen directamente en la calidad del descanso.

El principal factor que está afectando la calidad del sueño es la constante exposición a las pantallas. La luz brillante de celulares, computadoras y televisores durante la noche envía señales al cerebro de que aún es de día, dificultando la relajación y el inicio del sueño. Además, el contenido digital puede ser tan absorbente que muchas personas prolongan su uso hasta altas horas de la noche. Este problema es aún más grave en los niños, quienes tienen acceso a la misma tecnología que los adultos, pero carecen de su capacidad de autocontrol.

Es fundamental adoptar una rutina saludable en las horas previas a dormir.

Algunas recomendaciones clave para una buena higiene del sueño:

1. Mantener un horario regular, acostándose y despertándose a la misma hora todos los días.
2. Exponerse a la luz natural durante el día.
3. Hacer ejercicio de forma constante.
4. Evitar la cafeína por la tarde y reducir el consumo de alcohol.
5. Cenar ligero y temprano.
6. Dormir en un lugar oscuro y fresco.

Es fundamental inculcar estos hábitos en los niños desde una edad temprana. Además, mantener una buena salud mental y gestionar el estrés de manera efectiva favorece la relajación, lo que a su vez mejora la calidad del sueño.

Vida social

Otro aspecto clave del estilo de vida que influye en la salud son las relaciones interpersonales. Diversos estudios han demostrado que quienes mantienen vínculos cercanos y positivos suelen presentar mejores indicadores de salud mental. En contraste, tener incluso algunas relaciones tóxicas —aunque no sean la mayoría— no solo impacta el bienestar psicológico, sino que también aumenta el riesgo de padecer enfermedades como infarto agudo, diabetes y otros trastornos somáticos.

A mis pacientes les recomiendo priorizar el tiempo con familiares y amigos que los hagan sentir queridos. Si alguien te incomoda o te hace sentir menos, no tienes por qué soportarlo.

Desde la pandemia, muchos nos hemos aislado, prefiriendo quedarnos en casa viendo una película en lugar de nutrir nuestra vida social. No hay nada de malo en disfrutar esos momentos, pero somos seres sociales y también nos beneficia conectar con otros en distintos entornos. Es importante, aunque nos cueste, volver a conectar con el mundo de afuera, tener actividades recreativas y desarrollar nuestras habilidades de comunicación para fortalecer nuestros vínculos. La verdadera conexión humana va mucho más allá del intercambio de *stickers* y emoticones en WhatsApp; requiere presencia, tiempo y disposición para compartir experiencias reales.

En un mundo donde estamos pegados al celular, pero nos sentimos más solos que nunca, vale la pena buscar grupos y comunidades en los que en verdad encajemos y encontremos un sentido de pertenencia. No importa cuál sea tu pasión: conectar con personas que comparten tus intereses puede transformar tu vida para bien. ¿Te gusta correr? Únete a un grupo de *running*. ¿Eres fan de los libros? Busca un club de lectura. ¿Te interesa la fotografía? Hay colectivos donde puedes aprender, compartir tu trabajo y recibir retroalimentación. Estos espacios, además, te motivan a mejorar en lo que te gusta y a superarte.

La conexión social estimula la producción de oxitocina, una hormona asociada con el bienestar emocional y la reducción del estrés. La ciencia ha comprobado que: relacionarnos con los demás beneficia al cerebro, a la mente y al espíritu, por eso las relaciones interpersonales positivas son un pilar fundamental; es importante trabajarlas y cultivarlas, ya que contribuyen de manera significativa a nuestro bienestar.

Las barreras

Sabemos que una buena alimentación, ejercicio, relaciones interpersonales positivas y un adecuado manejo del estrés son pilares fundamentales del bienestar. Sin embargo, ¿por qué, aun conociendo estos factores, no siempre logramos incorporarlos en nuestra vida?, ¿qué nos impide mantener hábitos saludables, hacer ejercicio con regularidad, cultivar una vida social plena y aplicar estrategias para reducir el estrés?

Una de las principales barreras para adoptar mejores hábitos es la percepción de falta de tiempo. Ante la recomendación de hacer ejercicio, una respuesta común es que no hay espacio en la agenda para ir al gimnasio.

Vivimos en una sociedad acelerada que nos exige mucho, pero ¿en serio carecemos de tiempo o más bien no lo gestionamos de manera adecuada? Mejorar nuestro bienestar no requiere pasar dos horas diarias en el gimnasio; bastan quince o veinte minutos de movimiento al día para marcar una diferencia. Después de todo, ¿quién no puede encontrar al menos quince minutos libres en su día? No se trata de tener tiempo, sino de hacerlo.

Otra barrera común es la falta de motivación. Queremos comer sano un par de días y bajar de peso, hacer unas cuantas lagartijas y ponernos más fuertes, meditar unos minutos y alcanzar la iluminación. Pero no es tan sencillo. Cambiar hábitos requiere compromiso y constancia, y muchas personas se desaniman cuando no ven resultados inmediatos. Algo similar ocurre cuando establecemos metas poco realistas. Si alguien que no ha hecho ejercicio en diez años decide correr un maratón sin haber entrenado, el fracaso es casi seguro y con él, la desmotivación.

Otra barrera importante que no podemos ignorar es el acceso limitado a opciones saludables. Pensemos, por ejemplo, en el costo de la comida orgánica. Muchas personas viven en zonas donde no es fácil conseguir alimentos orgánicos o, si los hay, son demasiado caros. Sin embargo, es importante aclarar que una alimentación saludable no depende solo de estos productos. A través de la educación, podemos demostrar que es posible acceder a alimentos frescos y nutritivos sin necesidad de gastar demasiado. Los mercados sobre ruedas suelen ofrecer opciones asequibles y de buena calidad. Otro ejemplo de barrera es la percepción de que, para hacer ejercicio, es indispensable ir al gimnasio, y nada más lejos de la realidad. Con un pequeño espacio en casa y creatividad, cualquiera puede incorporar actividad física en su rutina. Usar botellas de agua como pesas, realizar ejercicios con el peso del propio cuerpo o simplemente salir a pasear con el perro ya representa un paso en la dirección correcta. Lo esencial es encontrar formas accesibles y sostenibles de cuidar la salud sin depender de estructuras costosas o poco accesibles.

El entorno social en el que nos movemos también representa un desafío significativo. Si la familia y los amigos no tienen hábitos sanos, resulta mucho más difícil que una persona logre cambiar los suyos; pensemos en alguien que quiere reducir o eliminar el consumo de alcohol, pero cuyo grupo de amigos se reúne cada viernes para emborracharse; o en alguien que busca mejorar su alimentación, pero vive en un hogar donde prevalecen los excesos y las opciones poco nutritivas.

Es mucho más sencillo adoptar una dieta equilibrada si la familia se suma al esfuerzo. ¿Por qué no llenar la despensa con alimentos más nutritivos si beneficiará a todos en casa? En el caso de amistades que fomentan el consumo excesivo de alcohol o drogas, una opción —aunque pueda parecer radical— sería replantear esos vínculos y rodearse de personas que apoyen un estilo de vida más saludable.

Incluso con estos cambios, modificar nuestros hábitos es un gran desafío. En este viaje hacia el bienestar, es natural tropezar una y otra vez, pero lo importante es levantarnos cuantas veces sea necesario.

A continuación, un resumen de las armas que tenemos para combatir estas barreras del bienestar:

1. **Educación y concientización:** Un buen primer paso es informar a las personas sobre los beneficios que conlleva la medicina del estilo de vida.
2. **Metas realistas:** Hay que implementar cambios graduales y alcanzables que no nos hagan sentir abrumados.
3. **Apoyo comunitario y social:** Es importante que tanto la familia como los amigos incentiven a mantener los cambios a largo plazo, ya que las cosas difíciles lo son aún más cuando se hacen en solitario.
4. **Acceso a recursos:** Es necesario garantizar el acceso a opciones saludables y asequibles.
5. **Acompañamiento profesional:** Es fundamental que a la persona la guíe alguien profesional que sea empático y cuente con la capacitación necesaria.

La psiquiatría integrativa nos recuerda que la salud mental no puede abordarse solo desde un modelo biomédico reduccionista, sino que requiere una visión holística que integre el cuerpo, la mente, el entorno y la espiritualidad. En este sentido, los psicodélicos emergen como una herramienta poderosa dentro de este enfoque, no solo por su capacidad para aliviar el sufrimiento en trastornos como la depresión y el TEPT, sino también por su potencial para reconectar al individuo consigo mismo y con el mundo que lo rodea. Al combinar los principios de la medicina del estilo de vida con el uso responsable y guiado de estas sustancias, podemos abrir nuevas puertas hacia una psiquiatría más humana, profunda y transformadora, donde la sanación va más allá del síntoma y toca la esencia misma del ser.

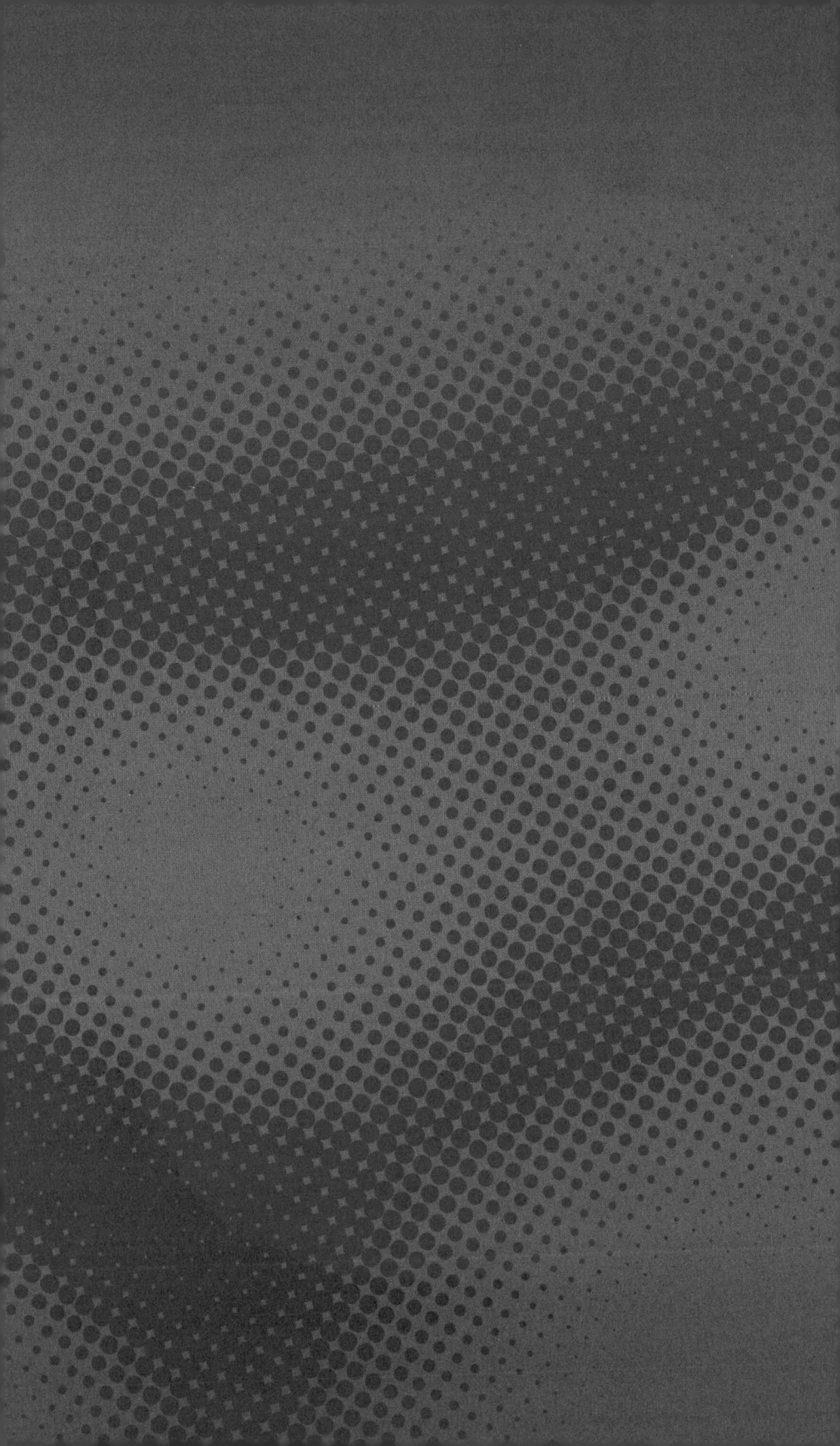

HACIA UN CUIDADO INTEGRAL

Una de las principales razones por las que escribí este libro es mi preocupación por la pandemia de salud mental que estamos viviendo.

Pensando en el futuro, es clave que los médicos veamos a cada persona como un individuo y no como parte de una masa uniforme.

La ciencia respalda la eficacia de la psiquiatría integrativa. Estudios recientes indican que entre un sesenta y un 70% de los pacientes que recibe este tipo de cuidado pueden reducir o incluso dejar los fármacos, que muchas veces tienen efectos secundarios.

Un estudio publicado en *Psychological Medicine*, en 2019, evaluó un enfoque integrador para el trastorno bipolar, y encontró mejoras en el funcionamiento psicosocial y síntomas depresivos residuales, sugiriendo que este enfoque es una terapia prometedora y rentable, mientras que otro estudio del *Journal of Psychiatric Practice*, en 2020, exploró una intervención integradora breve para adultos con depresión o ansiedad, y descubrió que era comparable a la terapia cognitivo-conductual en la reducción de síntomas afectivos.

Por todo lo anterior, es necesario cuestionar las estrategias tradicionales, que en ocasiones pueden traer más problemas que soluciones.

Cada paciente llega al consultorio con su propia historia, y su propio bagaje psicológico y heredofamiliar, y merece un tratamiento hecho a la medida. Sin embargo, en muchos casos, la psiquiatría convencional se basa en diagnósticos generales que llevan a tratamientos del mismo estilo, perdiendo de vista los matices de la condición del paciente, como si la salud mental pudiera explicarse tan solo con una ecuación matemática.

Por eso, llegó el momento de replantearnos cómo abordar el cuidado de la salud mental. Apostar por un enfoque integrativo no solo amplía las herramientas disponibles para los pacientes, sino que también nos invita a devolverles su humanidad en el proceso de sanación. Al final del día, reconocer que cada mente es única no solo transforma el tratamiento, sino que también abre la puerta a una verdadera sanación.

Prevención, prevención, prevención

Adoptar un enfoque preventivo, como ya lo hace la medicina funcional, es tan importante como personalizar el tratamiento médico. Los hábitos de vida saludables son un pilar fundamental para mantener una buena salud, tanto física como mental. No es casualidad que los pueblos originarios de todo el mundo conciban la salud como una unión de estos dos aspectos, en lugar de verlos como algo separado. Ha sido un grave error desarrollar este enfoque médico occidental separatista en el que los doctores se especializan en diferentes órganos y no en todo el ser humano como un sistema integral.

Por eso, cuando hablamos de psicodélicos, no basta con que el paciente acceda a estos estados no ordinarios de conciencia; también es crucial prestar atención a otras piezas fundamentales como la nutrición, la espiritualidad, el trabajo somático y las relaciones personales, entre otras. Hay todo un trabajo —una disciplina— que debe enmarcar a la experiencia psicodélica.

Es innegable que los niños y adolescentes enfrentan hoy un aumento alarmante en las enfermedades mentales, lo cual ha llevado a un índice de suicidio sin precedentes en la población pediátrica. Entre los más jóvenes, observamos una desconexión interpersonal profunda y, al mismo tiempo, una peligrosa hiperconexión con lo digital. La Organización Mundial de la Salud (OMS) ya ha advertido sobre los graves problemas de adicción a las redes sociales y los videojuegos que se avecinan, señalando que abordar estas adicciones requerirá un esfuerzo equiparable al que actualmente se destina al tratamiento del alcoholismo y la drogadicción.

Este libro también es un llamado a los padres, maestros, líderes religiosos y demás miembros de la sociedad, para que todos podamos ser voceros de esta información, y llegar a la población infantil y juvenil que necesita estar informada. ¿Qué edad sería la ideal para compartirle esta información a un niño? Yo estoy convencida de que, debido a la importancia del tema, entre antes, mejor.

Hoy en día, las personas comienzan a acercarse a las sustancias psicotrópicas a edades cada vez más tempranas. De acuerdo con encuestas recientes en población adolescente, la edad promedio de inicio en el consumo de sustancias como el alcohol y el tabaco ronda los 14 años, y en el caso del cannabis, es de alrededor de los 15 años. En comparación, en la década de los noventa la edad media de inicio era ligeramente mayor, lo que refleja una tendencia preocupante hacia un inicio más temprano en el consumo de estas sustancias. Parte de la razón por la que buscan enteógenos es que las nuevas generaciones están inmersas en una profunda angustia, soledad y dolor.

Por lo tanto, el modelo de prevención no puede limitarse a lo educativo —aunque sea fundamental—, sino que debe incluir la posibilidad de ofrecer a nuestros hijos momentos de auténtica conexión humana y con la naturaleza. Los profesionales de la salud tenemos la responsabilidad de actuar y proporcionar herramientas preventivas que les permitan enfrentar la realidad actual.

Es necesario construir redes de apoyo sólidas que incluyan a familias, comunidades, instituciones educativas y organizaciones sociales. No somos entes aislados, somos parte de un sistema. Al final, la verdadera prevención radica en enseñar a las nuevas generaciones que el bienestar no está solo en lo externo, sino en cultivar una relación saludable consigo mismas, con los demás y con el entorno que las rodea. Solo así podremos enfrentar los retos de una época que demanda tanto de nuestra salud mental y emocional.

Consideraciones éticas y legales

Desde mi perspectiva, regular y legalizar estas medicinas y procedimientos va a ser complicado, por no decir casi imposible. Hay demasiados intereses en juego, posturas ideológicas enfrentadas y conflictos personales que lo hacen aún más difícil. Todo esto dificulta mucho que se pueda llegar a un consenso.

Aun con este panorama tan complicado, estoy convencida de que no podemos tirar la toalla. Aunque el camino hacia la legalización y regulación de los psicodélicos esté lleno de trabas, tenemos que enfocar nuestros esfuerzos en avanzar, aunque sea pasito a pasito, hacia algo mejor.

Mi principal preocupación recae en el ámbito médico, que suele ser el que avanza más lento. Por ejemplo, en el caso del cannabis, el carril terapéutico se mueve mucho más despacio que el recreativo. Mientras tanto, el mercado negro crece por la falta de legalización y regulación, pero el uso científico se queda estancado. Países como México y Colombia han sufrido largas y sangrientas guerras a causa de sustancias como la cocaína y el cannabis, y los psicodélicos entran en esa misma lógica.

Por otro lado, lo que sí avanza con gran rapidez es la producción de versiones sintéticas de estos enteógenos. Los jóvenes ya tienen acceso fácil a versiones sintéticas —y muchas veces adulteradas o más chafas— de estas sustancias. Medicinas como los hongos, que antes eran consideradas «drogas para los pobres», han adquirido un gran prestigio en esta nueva revolución psicodélica, lo que ha inflado su precio en el mercado negro y, probablemente, también lo hará en los mercados legales.

El lugar de las drogas baratas ahora lo están tomando sustancias mucho más peligrosas, como el fentanilo, una droga sintética cincuenta veces más potente que la heroína que se ha convertido en un flagelo global; su fácil producción y bajo costo han disparado su disponibilidad en el mercado negro, lo que ha contribuido a un alarmante incremento en las muertes por sobredosis. En 2023, más del 70% de los decesos relacionados con opioides en Estados Unidos estuvieron vinculados al fentanilo, una sustancia tan letal que una dosis de apenas 2 mg puede ser suficiente para causar la muerte; su peligrosidad y capacidad para devastar comunidades lo han colocado en el centro del debate sobre la salud pública y las políticas de drogas.

Ahora, con los vertiginosos avances tecnológicos, se está sintetizando, de forma mucho más acelerada, cualquier cantidad de moléculas psicodélicas que antes solo encontrábamos en la naturaleza. Estos nuevos sintéticos, «hermanos» o «primos» de los enteógenos, están especialmente diseñados para dar viajes más largos e intensos.

Los Gobiernos de todo el mundo tienen que dejar de ponerles trabas a los investigadores que, con buena intención, quieren estudiar y trabajar en serio con estas sustancias. El primer paso para construir un futuro más armonioso con ellas es abrirle las puertas a la comunidad académica, que tiene el poder de educar a la sociedad.

Así, podríamos tener autoridades gubernamentales mejor informadas, capaces de entender estas sustancias en lugar de temerles. No podemos meterlas todas en el mismo saco, y mucho menos hacer leyes que pongan en el mismo nivel a drogas como la cocaína o la heroína con medicinas como la psilocibina o el MDMA.

Otro tema ético que debemos tener muy presente es la posible pérdida de las tradiciones ancestrales relacionadas con los enteógenos. Es crucial evitar que el turismo psicodélico y la voraz necesidad humana de sanar terminen por destruir las prácticas milenarias de los pueblos originarios.

Aprovechando esta nueva revolución, los «emprendedores de la psicodelia» han llegado a estas comunidades, empujando a sus habitantes hacia una comercialización desenfrenada de su medicina. Los visitantes —o invasores— no solo dejan tras de sí contaminación y basura, sino también cambios sociales profundos, como el deterioro de las ceremonias tradicionales impulsado por nuevas motivaciones económicas. Para asistir en esta misión, es fundamental que, por lo menos, intentemos rescatar la parte histórica y antropológica de estas ceremonias para que podamos salvarlas en un futuro, si es que se pierden.

Entre las cosas más tristes que he presenciado durante esta nueva revolución psicodélica están las participaciones de marakames[1] y chamanes en espectáculos masivos donde, en lugar de ser reconocidos como sabios, son reducidos a simples personajes artísticos; ellos, ajenos a este tipo de dinámicas, terminan deslumbrados por el exceso de atención y por cantidades de dinero que jamás habían visto. Sería devastador para países como México, Colombia o Brasil perder toda esa valiosísima información ancestral que tienen los pueblos originarios.

Al introducir la lógica del capitalismo en este ámbito, también se produce una devastación ecológica en las regiones donde crecen estas plantas. Un marakame me confesó, con lágrimas, que ya no encuentran peyote en los desiertos donde antes abundaba. ¿La causa? Turistas extranjeros lo han saqueado, dejando tras de sí nada más que basura. Asimismo, los hongos, seres que han resistido todo, dependen de la humedad para sobrevivir; sin embargo, las sequías severas, cada vez más frecuentes, podrían acabar con ellos.

Los seres humanos no hemos comprendido que, para seguir disfrutando de las bondades de la Tierra, debemos tratarla con el respeto que merece. La psiquiatría integrativa fomenta una experiencia que nos invita a ser personas más ecológicas y conscientes de la fragilidad de nuestro entorno.

Los enteógenos están convirtiéndose de manera muy veloz en otro producto más de la industria farmacéutica. Se vislumbra un futuro en el que la psilocibina se venderá en farmacias, en forma de cápsulas, adoptando los mismos vicios que ya caracterizan a la medicina occidental.

----

[1] Sacerdotes wixárikas.

Este panorama nos obliga a reflexionar sobre el camino que estamos tomando. Más allá de los debates legales o económicos, lo esencial es no perder de vista la conexión profunda entre los enteógenos y su propósito original: sanación y autodescubrimiento. Si no abordamos estas sustancias con el respeto y la intención que merecen, no solo estaremos desperdiciando su potencial, sino que también correremos el riesgo de repetir errores históricos que han provocado sufrimiento y desconexión con la naturaleza.

Medicina alternativa

¿Cómo es posible que las prácticas de la psiquiatría integrativa y la terapia asistida con psicodélicos sean relegadas al título de «medicina alternativa» cuando, durante miles de años, estas sustancias han sido la base de nuestra salud? ¿Por qué seguimos viendo con tanto desdén la medicina de la Tierra? Hemos puesto en un pedestal una visión psiquiátrica desarrollada hace menos de cincuenta años, dejando de lado el conocimiento acumulado a lo largo de nuestra historia.

El mayor desafío para que estas medicinas «alternativas» sean aceptadas como «convencionales» radica en la dificultad de respaldarlas con base científica. Este libro también busca ser un llamado a las autoridades sanitarias para que reconozcan la sabiduría médica de los pueblos originarios, ya que, aun si sus métodos no siguen el esquema de la medicina occidental, su validez es incuestionable, pues durante siglos han logrado resultados que nuestra medicina aún no alcanza.

¿Cómo crear protocolos científicos que midan el misticismo o incluyan a Dios? No podemos aplicar las mismas escalas de medición diseñadas para la medicina occidental a tradiciones milenarias. Es necesario usar la creatividad para que las agencias reguladoras encuentren formas de integrar el conocimiento de los pueblos originarios y validar sus prácticas, sin tacharlas de locuras chamánicas.

Lo anterior sería más sencillo si la formación de médicos se enfocara en la salud de las personas como un todo, en lugar de fragmentarla en salud mental y salud somática. Es momento de considerar en serio el modelo holístico e integrarlo por completo en la educación de los profesionales de la salud.

Si estos modelos son efectivos, ¿por qué no hablamos más de ellos?, ¿por qué, por ejemplo, no se enseña a los estudiantes de Medicina la importancia del sistema endocannabinoide, del cual hablé al principio del libro? Parte de la respuesta radica en su asociación con el cannabis, que está presente en la mariguana, una sustancia aún considerada ilegal.

Además de las universidades, las escuelas de educación básica y media superior también deben unirse a este esfuerzo. No hay razón para no inculcar a los niños y adolescentes en el salón de clases los conocimientos básicos de la psiquiatría integrativa. Tan importante como aprender ortografía y aritmética es comprender cómo nuestro estilo de vida influye en la salud mental y física.

De lo poco que podemos dar por hecho en cuanto al futuro de los enteógenos es que la investigación no va a parar. Científicos en países como Estados Unidos, Alemania, Israel, Australia y Canadá, entre otros, publican cada vez más estudios sobre el tema.

Queda en nosotros tomar ese conocimiento y usarlo para transformar nuestra visión de la salud mental. Deshagámonos de mitos y prejuicios nocivos para poder observar estas sustancias con objetividad, reconociendo sus aspectos positivos, negativos y complejos. Todo en este mundo posee una luz y una sombra.

Espero que si tú, que lees este libro, decides experimentar con psicodélicos, ahora cuentes con la información necesaria para hacerlo de la manera que más te convenga, evitando caer en manos de empresarios oportunistas o charlatanes disfrazados de chamanes y terapeutas. También deseo que te sientas más motivado a autocuidarte y conectes mejor con tu cuerpo, cuides tu sueño, mejores tu alimentación y te mantengas activo físicamente. No se trata de ser perfectos, sino de empezar a dar pasos en la dirección correcta.

Este libro no pretende ofrecer respuestas absolutas, sino abrir la puerta a una reflexión más profunda sobre cómo concebimos la salud y el bienestar. Es una invitación a cuestionar las narrativas dominantes y a reconciliar el conocimiento ancestral con los avances científicos actuales. Si logramos integrar estas perspectivas, podremos construir un enfoque que en verdad sea inclusivo y efectivo, que respete tanto la evidencia científica como la sabiduría de la Tierra y que coloque el cuidado integral de las personas en el centro de todo.